パパッと元気

おいしい！かんたん!!
温《おん》活《かつ》薬《やく》膳《ぜん》レシピ

国際薬膳師
麻木久仁子

毎日新聞出版

はじめに

若い頃から健康自慢でした。大きな病気も怪我もすることなく、入院したのは出産の時くらい。自分が病気になるというイメージは全く持たずに、日々仕事や子育てに忙しく過ごしていたのです。

ところが50歳を目前にして、２つの病に襲われました。まず48歳の時に脳梗塞です。幸い、後遺症もなく回復しましたが、とても意外な出来事でした。というのも健康自慢も伊達ではなく、高血圧や動脈硬化、糖尿病など脳卒中のリスクと言われるような症状や持病が全くなかったのに発作が起こったからです。いくら健康でも、加齢やストレスによって不調をきたすことがあるのだと悟りました。

その1年半後、今度は乳がんが見つかりました。女性の9人に1人が罹患すると言われるほど乳がんは多いので、驚くことではないのでしょうが、やはり「まさか自分が」とショックでした。幸い早期に発見できたので、手術や放射線治療によりことなきを得て今に至りますが、「いよいよ、いつどんな病にかかってもおかしくない年齢になったのだ」と気持ちが引き締まったことをよく覚えています。以来、病気や怪我に立ち向かうためには日頃からの体づくりが欠かせないと考えるようになり、東洋医学を学び、毎日の食事に薬膳を取り入れてきました。

それから10余年、60代に突入し、血流や代謝が衰えることによる日々の不調への対策の大切さを感じるようになりました。それは多くの場合、「冷え」や「むくみ」として現れ始めますので、まずは体の血流や代謝の改善に目を向けることが第一歩だと考えました。「温活薬膳」というワードが日々の暮らしのテーマとして浮かび上がったのです。

本書では、おいしくて簡単な温活薬膳レシピをご紹介しながら、皆さんと共により健やかな体づくりを目指したいと思います。

麻木久仁子

もくじ

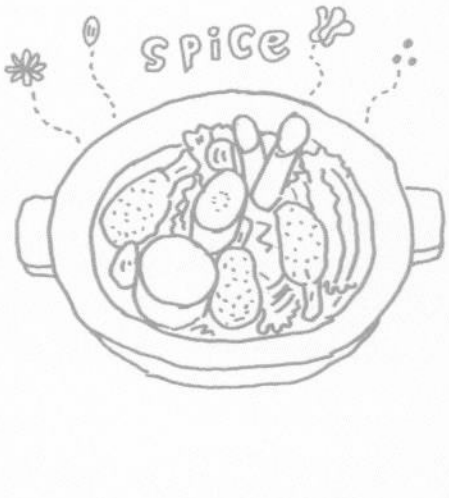

もくじ

冬の 温活薬膳レシピ……102

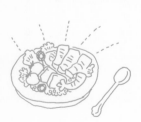

四季の薬膳コラム

全てのレシピのつくり方動画をご視聴いただけます。レシピページ下のQRコードからご覧ください。

温活薬膳って
どんなもの？

毎日のごはんで元気な体はつくられる

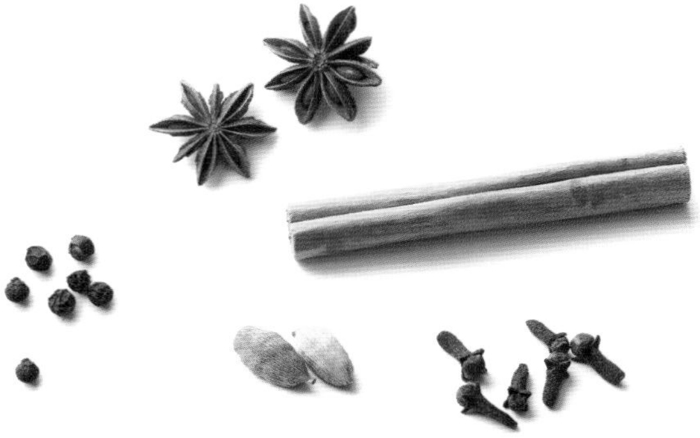

「薬膳料理」って、全然ハードル高くない

皆さんは「薬膳」と聞くと、どのようなイメージをお持ちになるでしょうか？「体によさそうだけど、おいしくない」「体によさそうだけど、食材が手に入りにくい」「体によさそうだけど、調理が難しそう」

薬の膳というくらいだから体にはよいのだろうけれど、日々の生活の中で実践するにはハードルが高くて難しそう……そのように思っている方も多いと思いますが、実はそうではありません。

薬膳は「中国伝統医学（中医学）の理論に則った食養生」と定義されています。確かに中医学の理論は学べば学ぶほど奥深いものです。でも、薬膳はあくまでも日々の食養生です。1日3度のごはんの積み重ねで私たちの体はできあがります。中医学の理論を踏まえつつも、日常のごはんでおいしくて簡単に実践する食養生、それが「薬膳」なのです。

さて、薬膳生活には次の4つの法則があります。

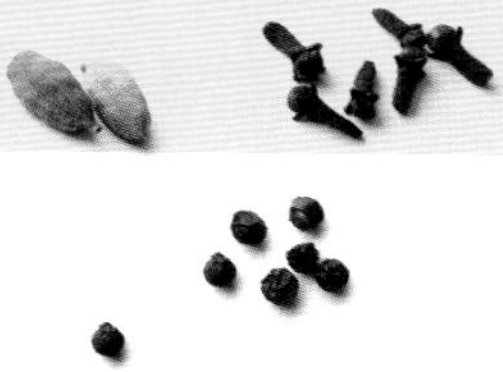

1「季節のものを食べる」
2「土地のものを食べる」
3「体質に合ったものを食べる」
4「体調に合わせたものを食べる」

「季節のものを食べる」「土地のものを食べる」というのはわかりやすいと思います。その土地その土地の力と季節ごとの環境が育んだ恵みをそのままいただこうというわけです。

「体質に合ったものを食べる」。人の体は千差万別。胃腸が弱い人が揚げ物や刺激物を控え、蒸し物や煮物などを食べるようにすれば、それが薬膳の実践となります。あるいは皮膚が弱い人が、ビタミンやミネラル豊富な果物や野菜、魚介などをよく食べれば、それも立派な薬膳の実践です。

そして「体質に合ったものを食べる」。例えば、前日食べ過ぎてしまったから今日は軽く粥やスープで済ませる。今日は精神的に疲れたから、リラックス効果のあるナツメ茶を就寝前に飲む、といったことです。
このように、入手しにくい高価な生薬や、手間のかかる調理法などを用いなくても、「今の自分の心身はどんな状態かな」と日々自問し、一食一食を大切に食べていけば、それは薬膳ライフなのです。

不調の原因は体を温める力の低下

昔の人々に比べ、私たちは確かに便利で安全な社会に生きています。その一方で、「数々のストレス」「睡眠不足や運動不足」、「ダイエットや飽食などの偏った食生活」「高齢化による体力や免疫力の低下」などで健康を損ねています。
東洋医学では生命力の源であり、体を健やかに保つ働きのことを「気」といいますが、現代に生きる私たちの「気」は、そうした要因により傷つき削がれています。
「気」の重要な働きに「温煦《おんく》作用」といって、全身に血をみなぎらせて体を温める作用があります。ところが「気」が足りなかったり巡らなかったりするとうまく温煦できずに「体を温める力の低下＝冷え」が起こります。すると五臓六腑の働き

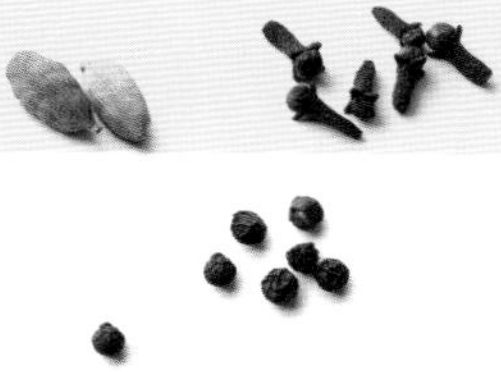

が鈍り、体のあちこちに不調が起こります。
「疲労感や倦怠感」「寝つきや寝起きが悪い」「むくみやすい」「食欲がない」「胃がもたれやすい」「やる気が出ない」「風邪をひきやすい」「頻尿や便秘、下痢など排泄の不調」「肌荒れや抜け毛」「肩こり、関節の痺れ」などなど……。こうした体を温める力の低下による不調を感じている方が必ずしも手足やお腹の冷えなどを自覚しているとは限りません。そして、この不調を改善してくれるのが温活薬膳なのです。

「冷え」のタイプ

体を温める力が低下し、「冷え」で不調を感じている人にはどんなタイプがあるのか見てみましょう。

1 『陽虚《ようきょ》タイプ』

おおもとの陽の気が足りないタイプです。もともと虚弱体質だったり、病中病後、あるいは加齢などによって全身の気が衰えている状態です。全身に冷えを感じる、顔が青白い、食が細い、頻尿や夜間尿がある、常に疲れを感じる、あまり汗をかかないといった人がこのタイプです。特に高齢の方に多い、冷えタイプです。

2 『気《き》虚《きょ》タイプ』

もともと体力はあるにもかかわらず、気の巡りが滞っている人です。原因はストレス。自律神経の乱れが血流にも影響します。眠りが浅くよく夢を見る、ついため息をつく、イライラする、胸の辺りがつかえる、喉に異物感がある、腹部に膨満感がある、顔はほてって熱いのに下半身は冷えを感じる、といった人がこのタイプです。働き盛りや思春期にも多い冷えタイプです。

3 『血《けっ》虚《きょ》血《けつ》瘀《お》タイプ』

栄養不足や貧血などで良い血が足りない、血の巡りも悪い状態です。手足の先など体の末端に冷えを感じる、爪や唇が白い、かすみ目や疲れ目、よく足が攣《つ》る、目の下にクマがある、肌がカサカサしている、肩こりがある、あざができやすいなど

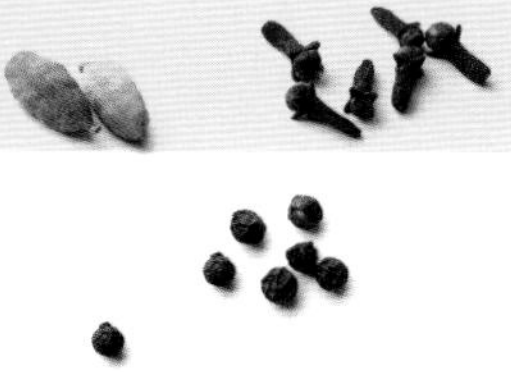

の症状がある人がこのタイプです。若い人にも多く、また女性に多い冷えタイプです。

4 『水滞《すいたい》タイプ』

消化や排泄などが不調だったりストレスなどのために水の代謝がうまくいかず、滞っている状態です。体が重だるく感じる、むくみやすい、口の中が粘つく、舌に歯の跡がついている、下痢をしやすい、脂っこい物や甘い物、冷たい飲み物を多く摂る、お腹が冷えやすいといった人がこのタイプです。体質のみに限らず、梅雨のジメジメしている時期など気候によっても起こる冷えタイプです。

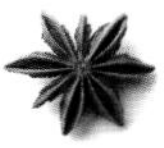

温活薬膳で体を温める

では、具体的に温活薬膳で体を温め、不調を改善するにはどうしたらよいのでしょうか。以下に挙げますが、決して難しくはありませんよ。

1 生姜やにんにく、スパイスなどの香辛料、香味野菜など体を温める

食材を取り入れる。ただし、体が温まるからといって唐辛子のように刺激が強いものを大量に摂るのはよくありません。ほどほどにじんわりと温めるような気持ちで。

2

揚げ物など油を多用する調理法よりも、蒸す、煮るなどの優しい調理法を心がける。味つけはシンプルに、塩分は控えめが原則です。

3

一物全体といって、可食部はできるだけ丸ごといただく。野菜の皮などはできるだけそのままに。魚などは圧力鍋などで骨まで柔らかくして丸ごといただくのもよいでしょう。缶詰などを利用するのもおすすめです。

4

冷蔵庫で冷やしたものは摂らない。常温以上の温度で摂る。特に水やお茶など日常的に摂る水分は常温で。白湯もよいですね。

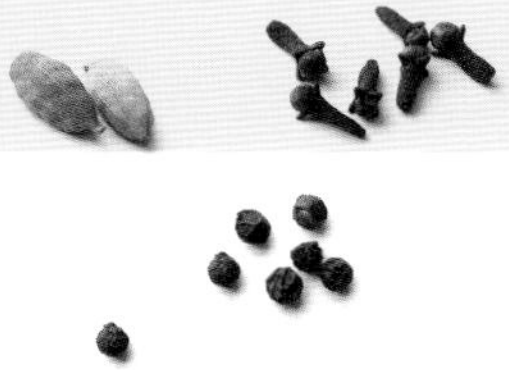

5
生野菜や果物などはビタミンやミネラル、食物繊維も豊富で大事な食材ですが、体を冷やすものが多いので、体がまだ目覚めておらず温まっていない朝には食べず、午後以降の時間帯に摂りましょう。

6
食べる量は腹八分目に。間食や寝る直前の飲食は控えましょう。ダラダラと飲食し、常に消化に熱を奪われるのはよくありません。メリハリのある食生活を心がけてください。

食養生は「おいしく楽しく食べること」が一番の基本です。1日に3度、今の自分の体の状態に耳を澄ませ、体の声を聞き、体が欲しているものを味わっておいしく食べる。それが心身を温め癒す温活薬膳です。

無理なくおいしく、健やかな生活を送って行きましょう。

春の

温活薬膳レシピ

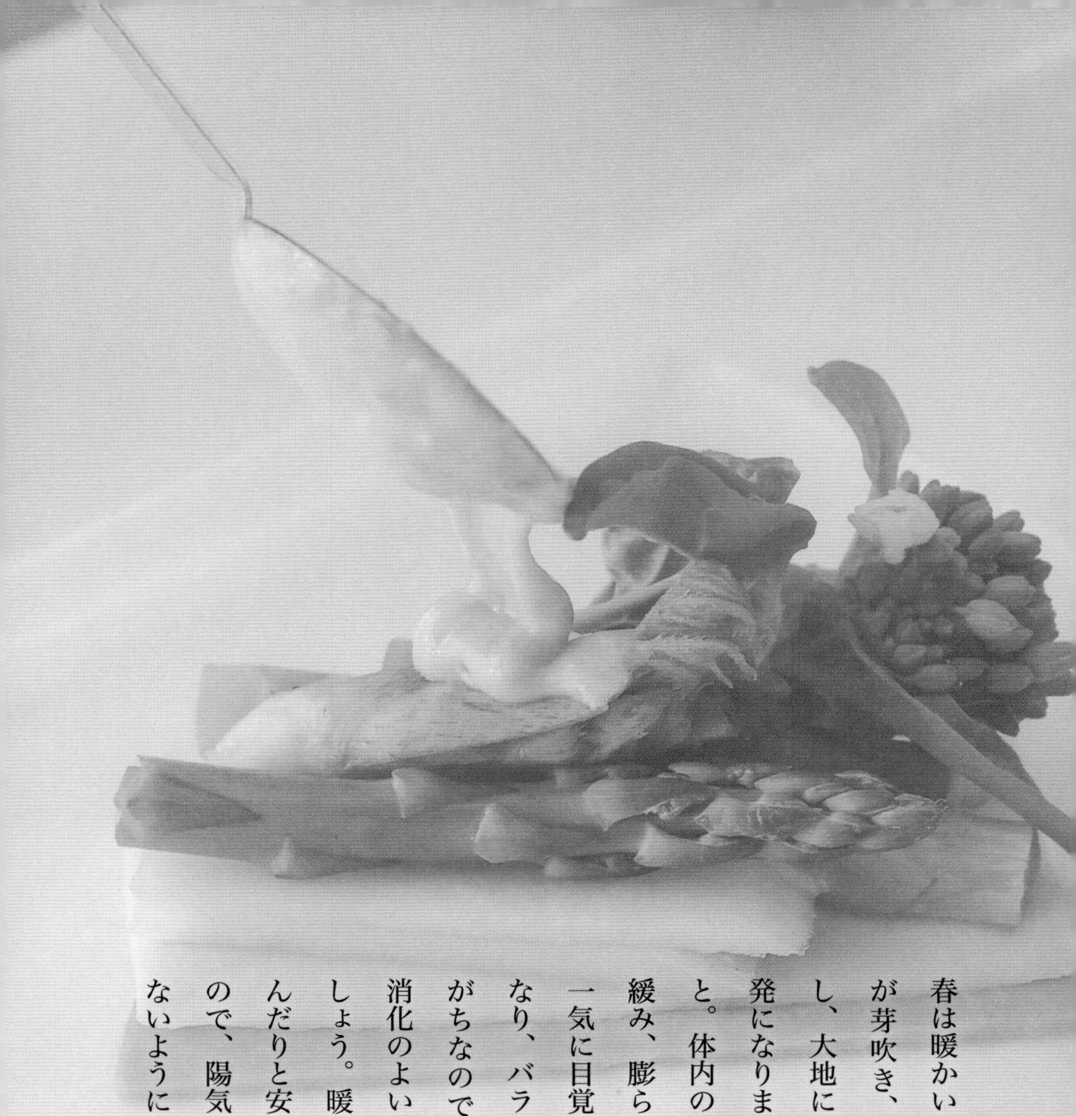

春は暖かい風が吹き、木々や草花が芽吹き、動物たちは目を覚まし、大地に生きるものの活動が活発になります。人間の体も同じこと。体内の「気」も次第に成長し、緩み、膨らみます。心身の機能が一気に目覚めて発散・興奮状態となり、バランスが崩れやすくなりがちなので、ゆったりと過ごし、消化のよいものを摂るようにしましょう。暖かいかと思えば冷え込んだりと安定しない時期でもあるので、陽気に浮かれて体を冷やさないように注意しましょう。

主 菜

気を補う　陰を補う　デトックス

春野菜の春巻き

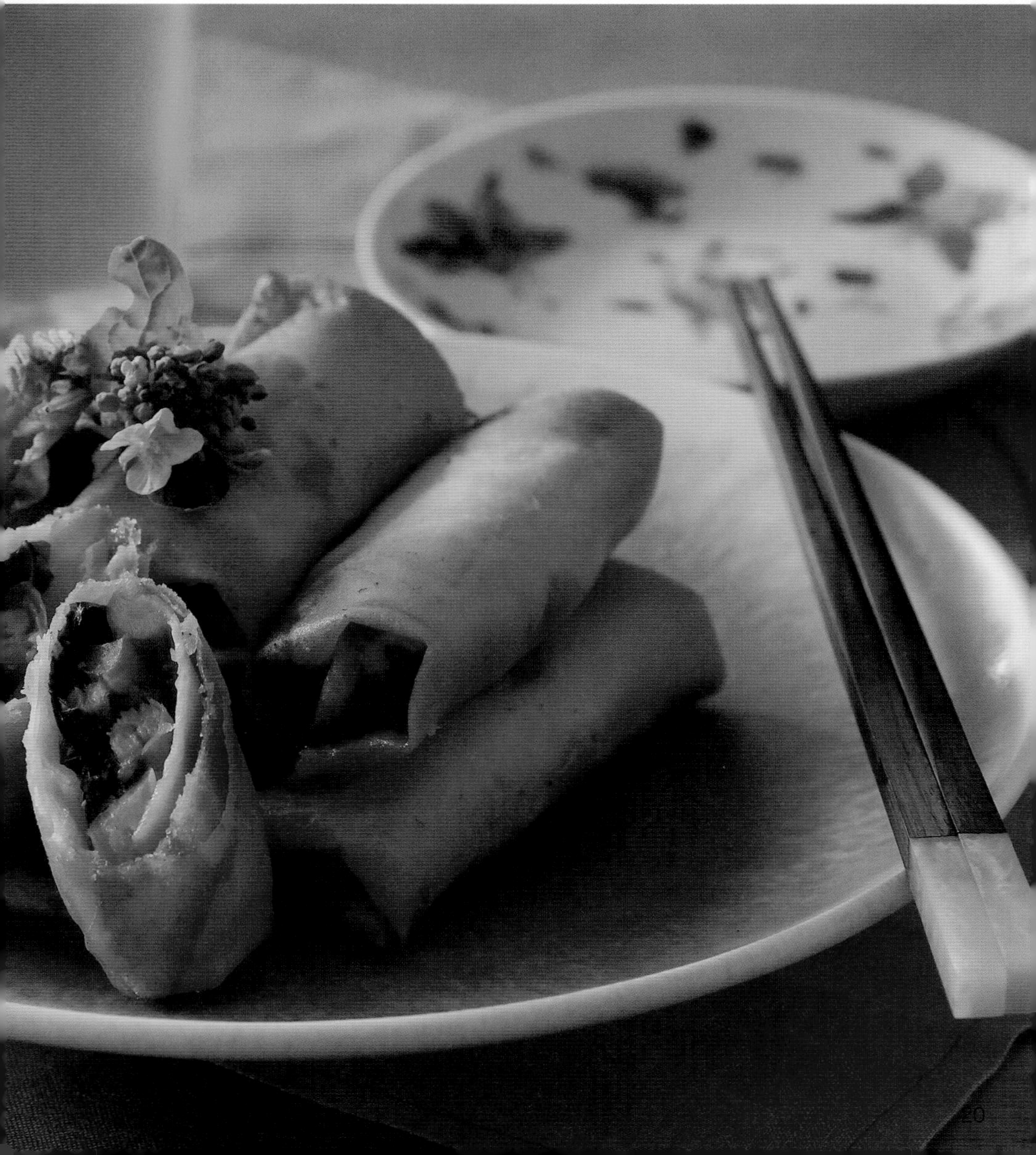

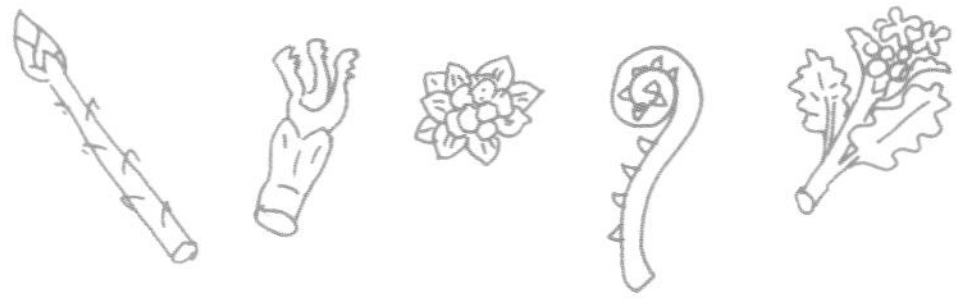

苦味があるものが多い春の野菜。
この苦味が冬の寒さの間に体に溜め込んでしまった毒素を発散してくれます。
春の野菜を巻いて揚げるだけなのでとってもかんたん。

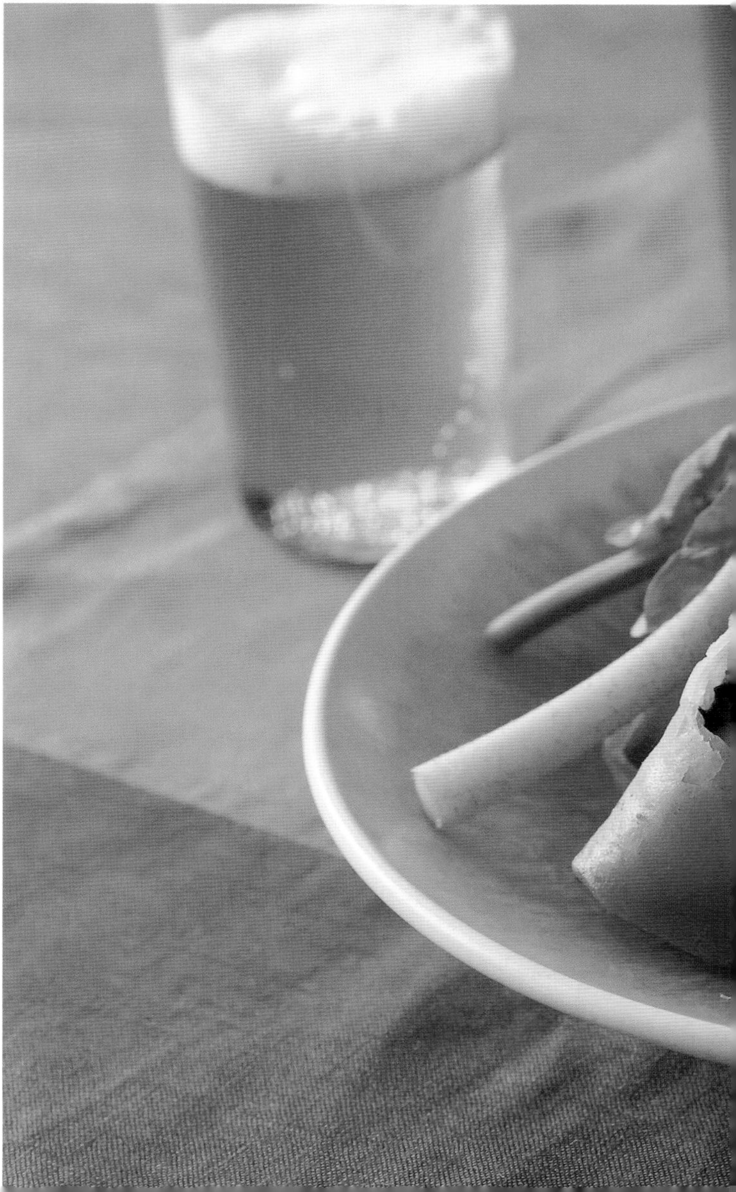

春野菜の春巻き のつくり方

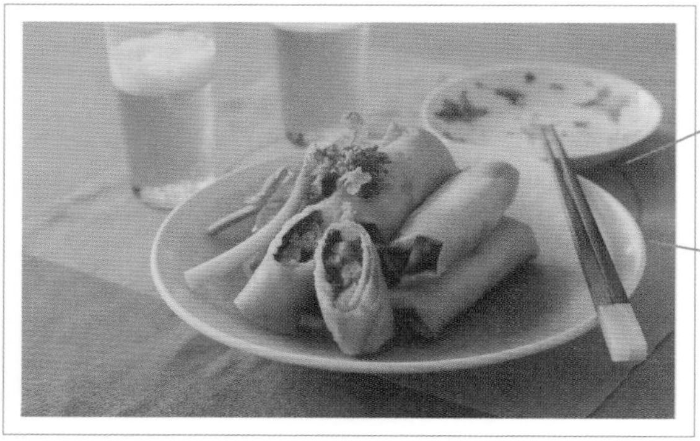

春野菜が

爽やか！

材　　料（8本分）

菜の花・タラの芽・
ウド・アスパラガス……各適量

ハム……8枚

スライスチーズ……4枚

春巻きの皮……8枚

マヨみそ

- マヨネーズ……大さじ2
- みそ……小さじ2
- ユズコショウ……少々
- 酒……少々

小麦粉……適量

揚げ油……適量

薬膳効果

【菜の花】 気を補い血の巡りをよくする。デトックス効果があり吹き出物などにも。

【タラの芽】 デトックス効果。体にこもった熱を冷ます。腫れ物やむくみにもよい。

【ウド】 四肢の冷えやむくみに。関節の痺れに。頭や足腰が重だるい時に。

【アスパラガス】 気を補う。潤いを補う。疲労感、喉の腫れや渇きに。皮膚が乾燥して痒い時に。

【みそ】 気を補い消化を促進する。火照りを冷まし、デトックスの効果も。

【チーズ】 陰を補う。口の渇きや肌の乾燥によい。潤い不足による便秘を改善する。

ちょっと補足

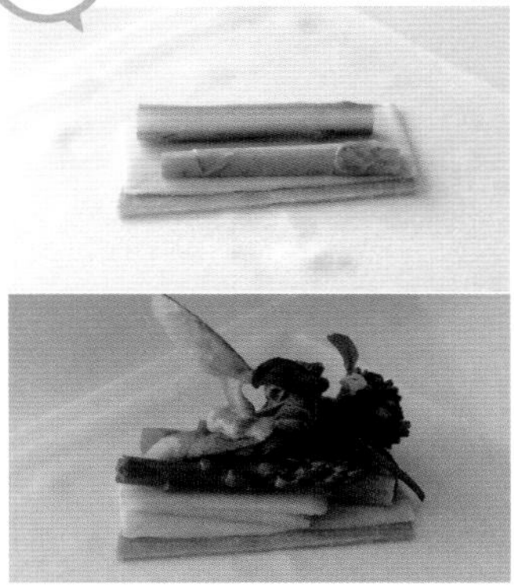

巻く野菜は 1 種類でも組み合わせでもお好みで

ここがコツ！

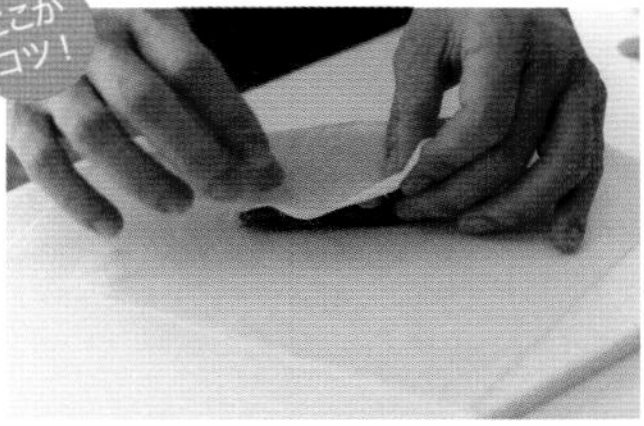

ふんわり巻くと、揚げるときに油がまわってカリッと仕上がります

つくり方

1 全ての野菜を 7㎝くらいの包みやすい長さに切る。スライスチーズは半分に切る。

2 マヨネーズとみそ、ユズコショウ、酒をよく混ぜ、マヨみそをつくる。

3 小麦粉を同量の水で溶いて水溶き小麦粉をつくる。

4 春巻きの皮にハム・チーズ・好みの野菜（1 種類）を順にのせ、マヨみそを垂らして巻き、水溶き小麦粉で巻き終わりを貼りつける。4 種類の野菜で各 2 本ずつつくる。

5 揚げ油を 170℃に熱し、4 を揚げる。

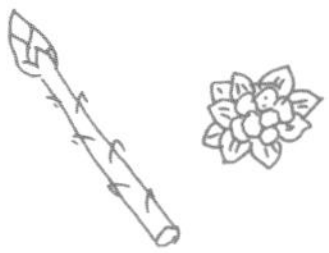

ポイント

★マヨネーズとチーズのコク、そして油の組み合わせが山菜の苦味をマイルドにします。

アレンジ

★春巻きの皮をギョーザの皮にかえて揚げギョーザにしても。そのとき野菜は粗みじんに切ってください。ユズコショウの代わりにコチュジャンを使うとピリ辛の大人向けになります。

つくり方動画

主 菜

気を補う　陰を補う　臓腑を温める

まな板を使わないチーズタッカルビ

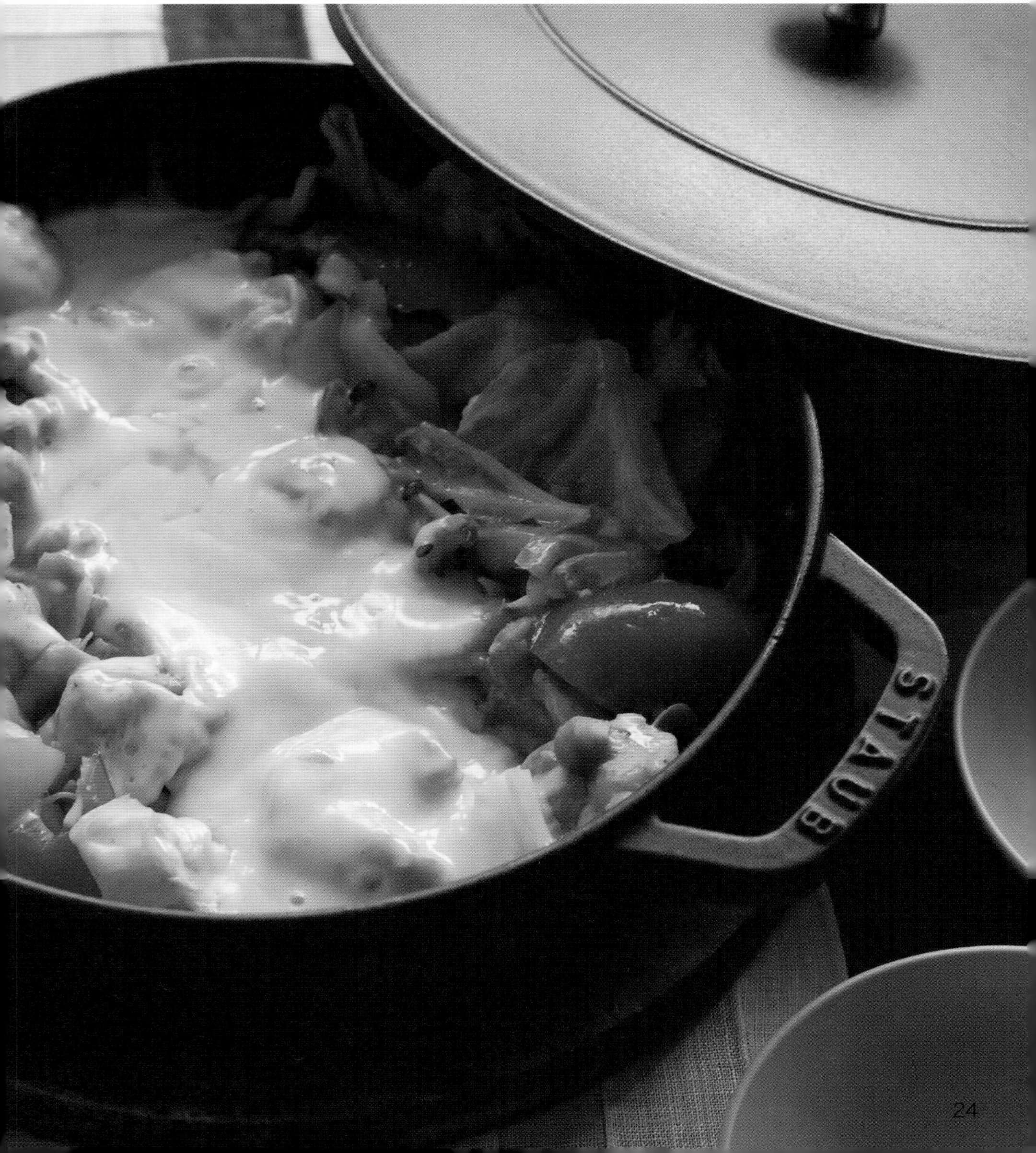

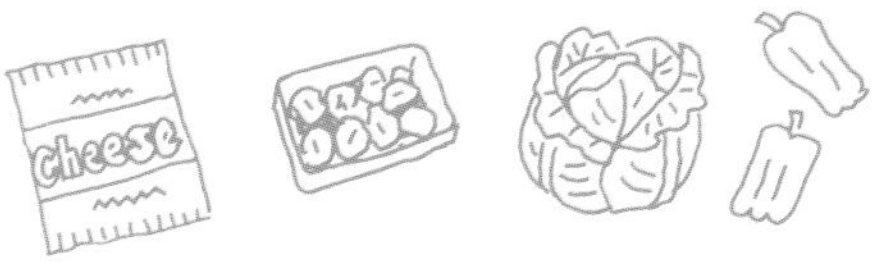

まな板を使わないかんたんレシピ。春キャベツやパプリカを手でちぎり入れることで、
味も絡んで甘く柔らかく仕上がります。
たっぷりのチーズを絡めて食べると箸が止まらないおいしさです。

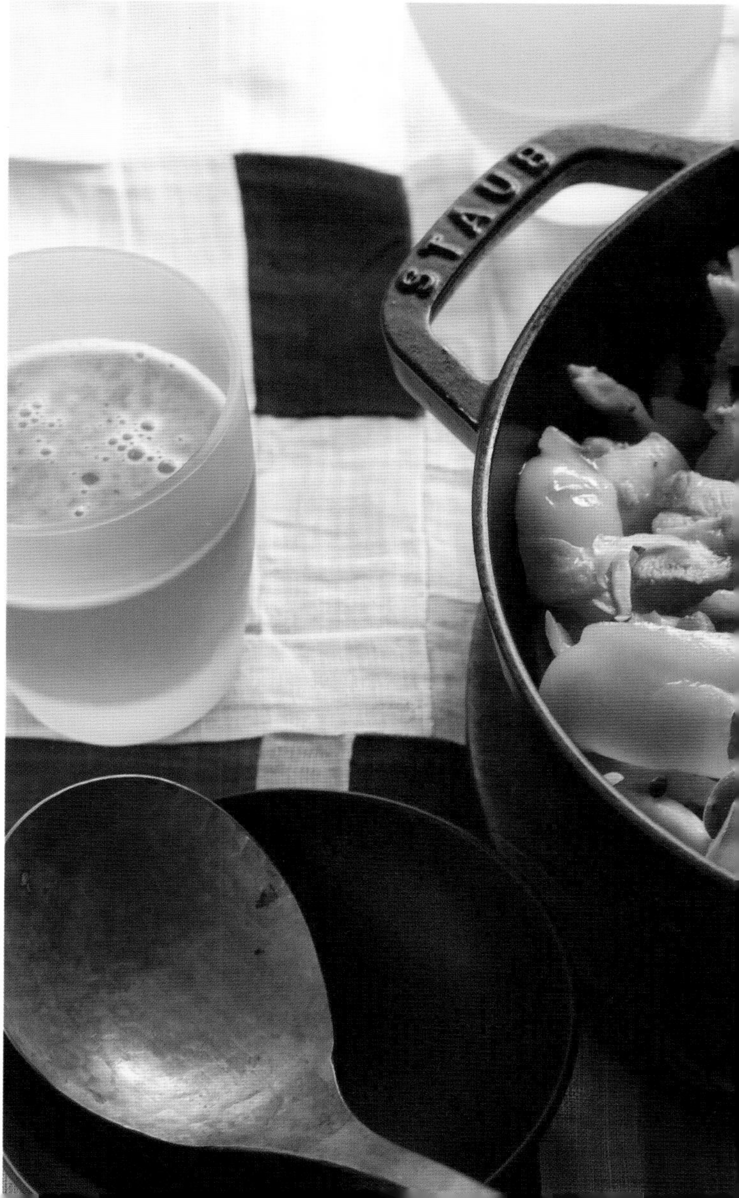

まな板を使わないチーズタッカルビのつくり方

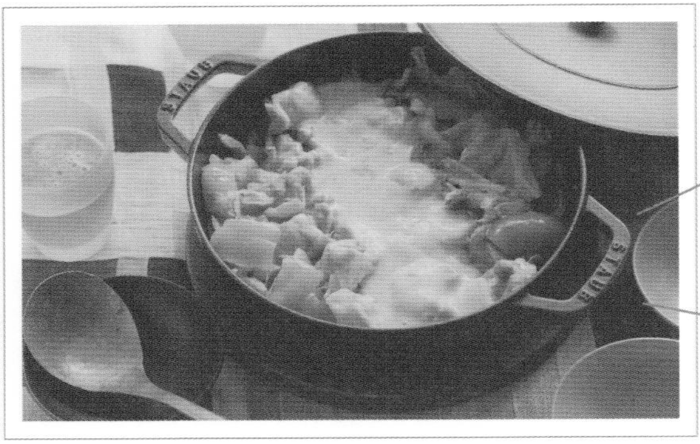

家族みんなで
ワイワイつくれる！

材　　料（2 人分）

鶏肉（唐揚げ用にカット
されているもの）……250g

下味用調味料

- コチュジャン……小さじ 2
- しょうゆ……大さじ 1
- 砂糖……大さじ 1
- 酒……大さじ 1

春キャベツ……150g

赤パプリカ……1 個

黄パプリカ……1 個

シメジ……1/2 パック

ゴマ油……大さじ 1

おろしニンニク……小さじ 1/2

おろしショウガ……小さじ 1/2

ピザ用チーズ……好きなだけ

薬膳効果

【鶏肉】気を補い、臓腑を温める。疲労時でも消化吸収がよい。虚弱体質にも。

【キャベツ】気を補い、巡らせる。こもった熱をとる。胃もたれや腹部膨満感、便秘などによい。

【ピーマン】腹部の冷えをとる。食欲不振や消化不良など胃腸の不調によい。

【シメジ】気を補う。血を補う。お通じを整える。

【チーズ】陰を補う。口の渇きや肌の乾燥によい。潤い不足による便秘を改善する。

ちょっと補足

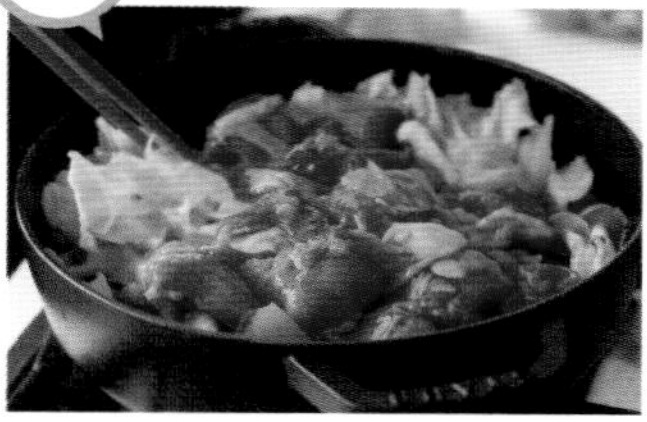

食卓に出せる鍋かホットプレートで調理すると、そのままいただけます

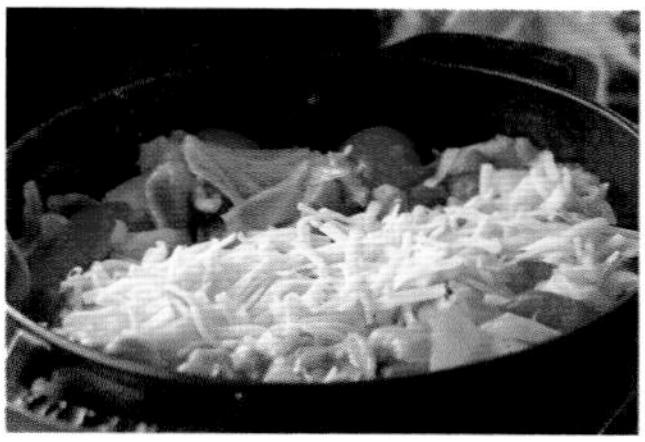

チーズの分量は好きなだけ。子どもに任せても◎

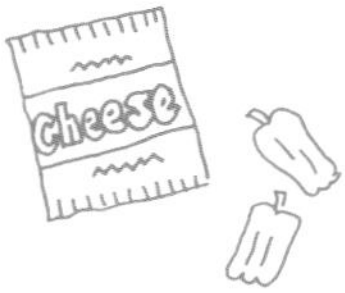

つくり方

1 ボウルに鶏肉、下味用調味料を入れてよく混ぜ、20分くらいおく。
※鶏肉が大きい場合はキッチンバサミで一口大に切る。

2 春キャベツ、パプリカ、シメジは食べやすい大きさにちぎる。

3 フライパンにゴマ油を入れて熱し、2を入れてさっと炒めたら、鶏肉をつけ汁ごとのせて、ニンニク、ショウガ、酒少々（分量外）を入れ、蓋をして蒸し焼きにする。

4 鶏肉に火が通ったら、真ん中を空けてピザ用チーズを入れ弱火にし、蓋をして溶かす。

ポイント
野菜をちぎり入れるとき、大きさが多少不揃いでも気にすることはありません。シャッキリ歯触りとトロリ舌触り、それぞれを楽しみましょう。

アレンジ
チーズがたっぷり入るので、カロリーを控えたいときには鶏肉の皮を外してください。

つくり方動画

主菜

気を補う　臓腑を温める

肉団子のもち米蒸し

材　料（つくりやすい量）

エビ……３尾
タマネギ……50g
シイタケ……２枚
もち米……1/2 カップ
鶏ひき肉……120g
かたくり粉……大さじ１
溶き卵……1/2 個分
しょうゆ……小さじ１
砂糖……小さじ１
塩……ひとつまみ
ゴマ油……小さじ１

薬膳効果

【鶏肉】 気を補い、臓腑を温める。疲労時でも消化吸収がよい。虚弱体質にも。

【エビ】 陽の気を補う。足腰の冷えや手足の痺れに。食欲不振に。授乳時に。赤みのもとであるアスタキサンチンは活性酸素の除去効果がある。

【タマネギ】 気を巡らせる。胃もたれや膨満感に。高血圧や血栓予防に。

【シイタケ】 気を補う。体力不足や精神的な疲れに。食欲不振に。免疫機能強化作用。

【もち米】 気を補う。胃腸の虚弱に。疲労感。お腹を下すときに。頻尿にも。

つくり方

1 エビ・タマネギ・シイタケはみじん切りにする。もち米は水に 30 分つけてザルに上げておく。

2 ボウルにひき肉と塩を入れてよく練り、エビ・タマネギ・シイタケ・溶き卵・かたくり粉・しょうゆ・砂糖・ゴマ油を加えてよく混ぜる。

3 ２を６等分して丸め、もち米をまぶしつけ、15 分蒸す。
好みでからし・ぽん酢しょうゆなどを添える。

つくり方動画

ポイント

穀物の中でも、もち米は体をよく温めてくれます。肉団子にまぶす時にぎゅっと握るようにするとよくつきます。

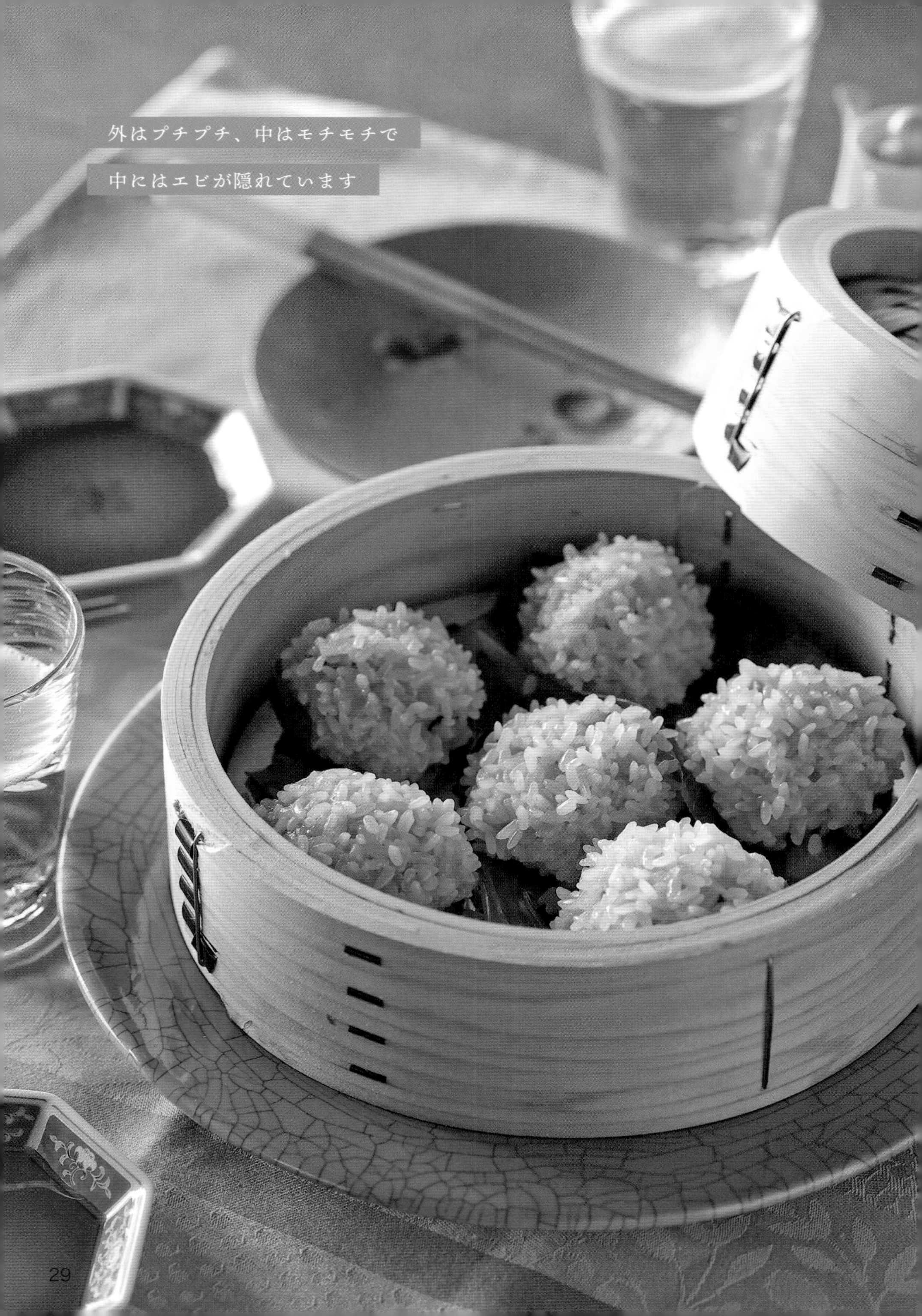

外はプチプチ、中はモチモチで

中にはエビが隠れています

主菜

悪寒を払う　潤いを補う

長ネギの豚肉巻き

材　料（つくりやすい量）

長ネギ……１本
豚バラ薄切り肉……150g
シソ……４枚
スライスチーズ……２枚
しょうゆ……大さじ１
みりん……大さじ１
酒……大さじ２
おろしショウガ……小さじ 1/2
ゴマ油……小さじ２

薬膳効果

【長ネギ】風邪予防。発汗作用により悪寒を払う。冷えによる腹痛に。食欲不振に。

【ショウガ】風邪予防。発汗作用により悪寒を払う。冷えによる体の痛みに。食欲不振に。吐き気がある時に。

【シソ】風邪予防。発汗作用により悪寒を払う。胃もたれに。魚介類の中毒予防に。つわりの時にも。

【豚肉】気を補う。陰を補う。血を補う。ビタミン B_1 が多く含まれ疲労回復によい。貧血予防に。潤い不足の便秘に。

つくり方

1 長ネギは長いまま両面に蛇腹の切り込みを入れる。

2 広げた豚肉にシソ、ちぎったチーズ、1 を置き、ネギを芯にして豚肉で巻く。

3 フライパンに入る大きさに切る。

4 フライパンにゴマ油を入れて熱し、2 を入れて転がしながら焼く。焼き目がついたら酒をまぶして蓋をし、長ネギが柔らかくなるまで蒸し焼きにする。

5 しょうゆ・みりん・おろしショウガを入れて絡める。食べやすい大きさに切る。

つくり方動画

ポイント

長ネギは蛇腹に切り込みを入れることで火が通りやすく、食べやすくなります。

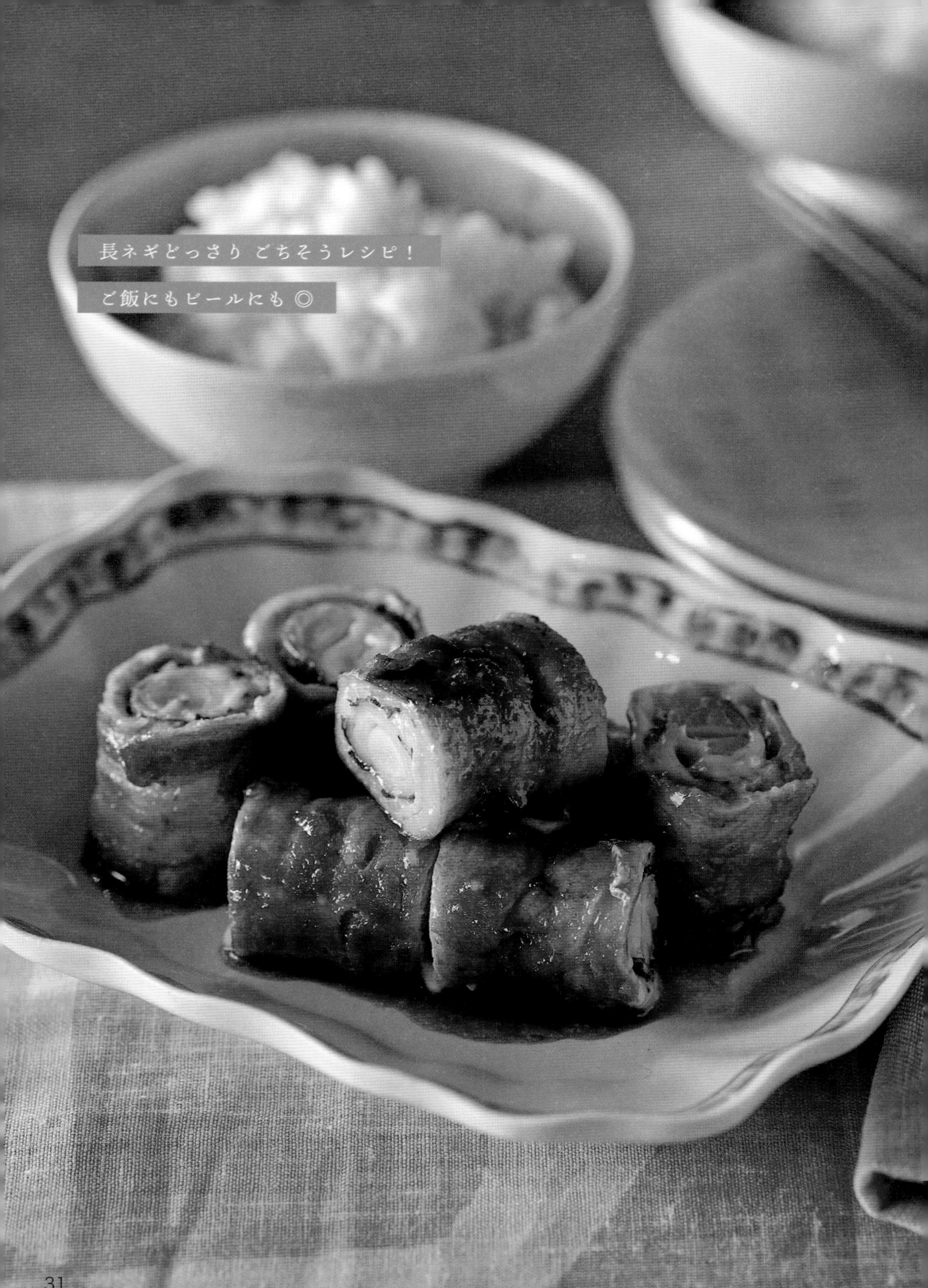
長ネギどっさり ごちそうレシピ！
ご飯にもビールにも ◎

主菜

気を補う　潤いを補う

握り豚こまのスンドゥブ

材　料（2人分）

豚こま切れ肉……200g

下味用調味料

- ゴマ油・しょうゆ・酒……各小さじ1
- かたくり粉……大さじ1

絹ごし豆腐……半丁

シメジなどキノコ類……適量

チンゲンサイ……適量

卵……2個

水……450ml

コチュジャン……小さじ1

砂糖……小さじ2

キムチ……80g

ニンニクみじん切り……小さじ1

ショウガ千切り……1かけ分

ゴマ油・しょうゆ・酒……各大さじ1

韓国風粉末調味料
（鶏ガラスープのもとでも可）……小さじ1

薬膳効果

【豚肉】気を補う。陰を補う。血を補う。ビタミンB_1が多く含まれ疲労回復によい。貧血予防に。潤い不足の便秘に。

【豆腐】陰を補う。潤いを補う。イソフラボンは更年期の症状に。便秘にも。

【チンゲンサイ】血の巡りを整える。不安感がある時に。

つくり方

1 シメジは小房に分ける。チンゲンサイは茎と葉に分けて切る。

2 豚肉に下味用調味料をもみ込み、一口大の団子に握る。

3 鍋にゴマ油とニンニクとショウガを入れて火をつけ香りが立ったら豚こま団子を入れて転がしながら表面を焼く。焦げ目がつき始めたらキムチとコチュジャンを入れて軽く炒める。

4 水・韓国風粉末調味料・しょうゆ・砂糖・酒を入れて煮立て、シメジ・チンゲンサイの茎・豆腐を入れて煮る。

5 チンゲンサイの葉を入れて卵を落とし、好みの硬さになったら火を止めて、器に取り分けいただく。

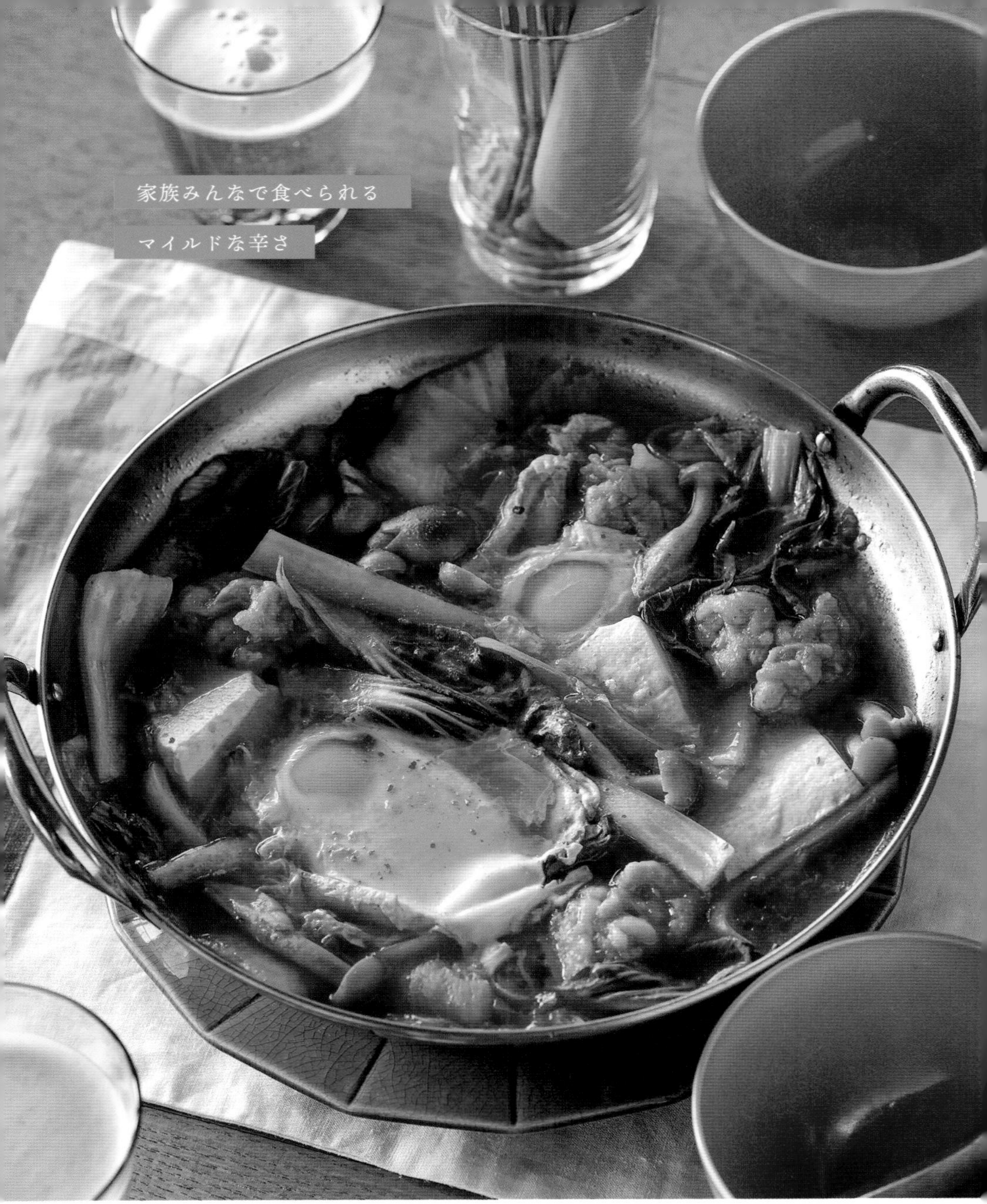

家族みんなで食べられる
マイルドな辛さ

アレンジ

お好みで仕上げにナンプラーや一味唐辛子を足すと、パンチのある味になります。

つくり方動画

主　菜

気を補う　血を補う

タイの蒸し物

材　　料（2人分）

タイ
（スズキなどの白身魚でもよい）
……２切れ

長ネギ……25g

ピーナッツ……8g

酒……小さじ１

塩・コショウ……適量

黒コショウ……適量

ゴマ油……大さじ２

パクチー（ミツバなどでもよい）
……適量

ユズの皮……適量

薬膳効果

【タイ】気を補う。むくみをとる。体を温める。授乳時にも。

【ピーナッツ】血を補う。貧血に。血が不足したための不眠に。食欲不振に。肌荒れ、便秘にも。

【ゴマ油】抗酸化作用。肌荒れに。潤い不足の便秘に。

【長ネギ】風邪予防。発汗作用により悪寒を払う。冷えによる腹痛に。食欲不振に。

【パクチー】風邪予防。気を巡らせる。発散解毒作用。食べ過ぎによる消化不要や胃痛に。腹部膨満感に。

つくり方

1 タイに軽く塩を振って10分おく。

2 長ネギを千切り、ピーナッツを粗みじんに刻む。パクチーはちぎっておく。

3 1の水気を拭き取り、1切れに酒小さじ1/2ずつ、塩・コショウ少々を振り、クッキングシートに包んでセイロか蒸し器で８分蒸す。

4 3を皿に盛り、長ネギ・ピーナッツをのせ、黒コショウを振る。

5 ゴマ油を別の鍋で少し煙がでるまで熱して、4の上からジュッとかけ、パクチー・ユズの皮をあしらう。 好みでぽん酢しょうゆ（分量外）を添えてもよい。

ポイント

ごま油は少し煙がでるくらいカンカンに熱すると、香味野菜やピーナッツの香りが引き出されます。食卓で油をかけるとジューッと香りが立って歓声が上がりますよ。

アレンジ

タイのほかスズキやタラなどの白身魚ならなんでもおいしくつくれます。

つくり方動画

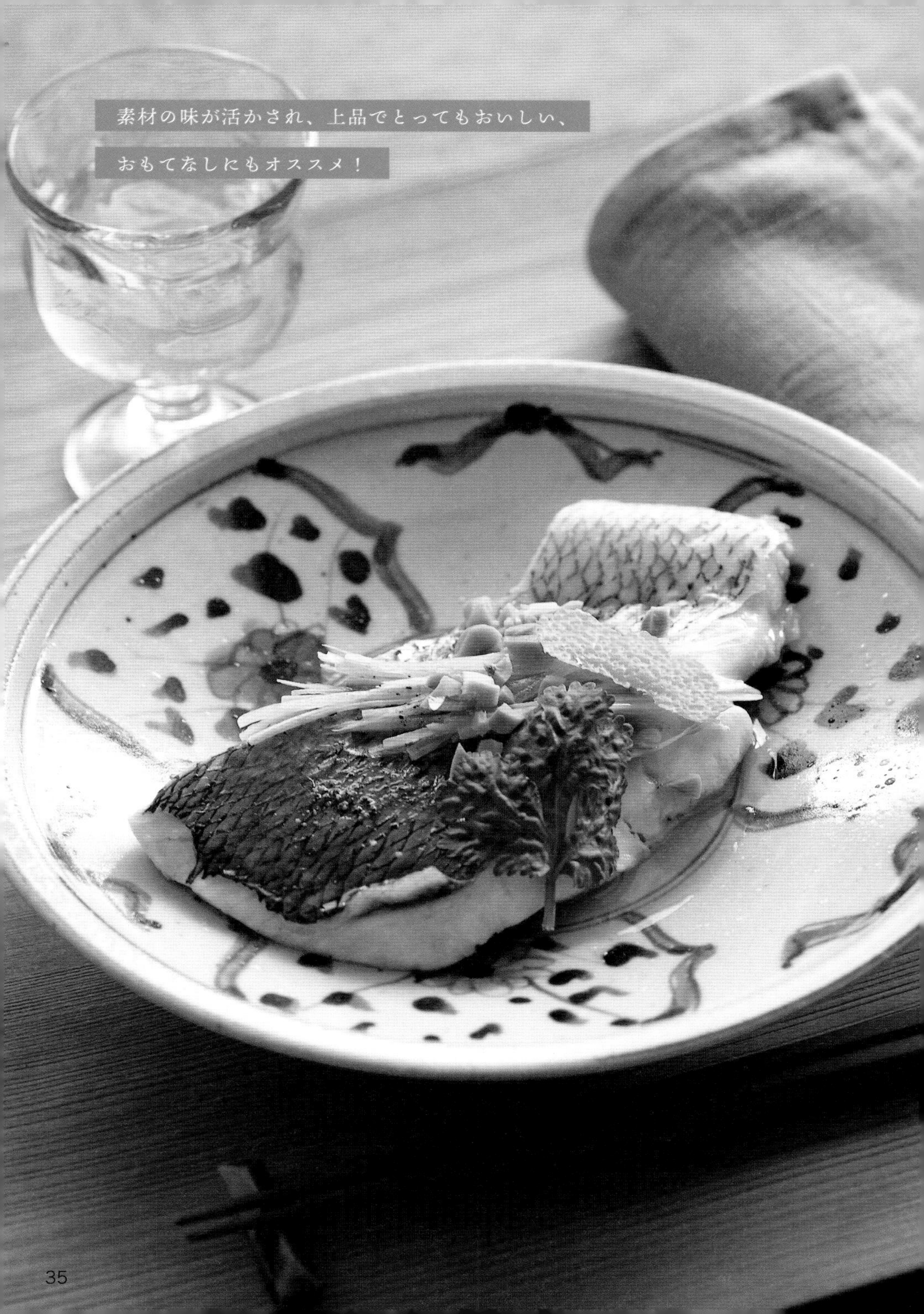

素材の味が活かされ、上品でとってもおいしい、

おもてなしにもオススメ！

ギョーザラビオリ

材　料（つくりやすい量）

卵……１個
ホウレンソウ……1/3 束
ツナ缶……１個
ピザ用チーズ……30g
マヨネーズ……大さじ２
塩・コショウ……少々
ギョーザの皮……８～10 枚
オリーブオイル……適量
市販のホワイトソース……適量
牛乳……適量
バター……10g
ドライパセリ……少々

薬膳効果

【ツナ缶(カツオ)】気と血を補う。胃腸を整える。疲労回復に。

【卵】陰を補う。血を補う。空咳や喉の痛みに。不安感や寝つきが悪い時にも。

【ホウレンソウ】血を補う。血の不足によるイライラ、不眠、目の充血、便秘に。

【チーズ】陰を補う。口の渇きや肌の乾燥によい。潤い不足による便秘を改善する。

【ギョーザの皮(小麦)】食欲不振に。むくみに。精神不安やイライラを和らげる。

つくり方

1 小さめの耐熱ボウルに卵を割り入れ、黄身を箸で刺して穴を開け、ひたひたに水を注ぐ。600W の電子レンジで 40 秒くらい様子を見ながら加熱し卵に火を通す。

2 洗ったホウレンソウをラップで包み、電子レンジで 20 秒加熱する。水にさらして絞り、みじん切りにする。

3 ボウルに 1 を入れてフォークでざっくりと潰す。ツナ缶、ホウレンソウ、チーズ、マヨネーズ、塩・コショウを加えて混ぜる。

4 ギョーザの皮に 3 をのせて二つ折りにし、縁をフォークで押さえて止める。熱湯で浮いてくるまでゆでて取り出し、くっつかないようにオリーブオイルをまぶす。

5 市販のホワイトソースに牛乳を混ぜて温め、塩・コショウで味を調える。

6 4 に 5 をかけ、バターをのせ、ドライパセリを振る。

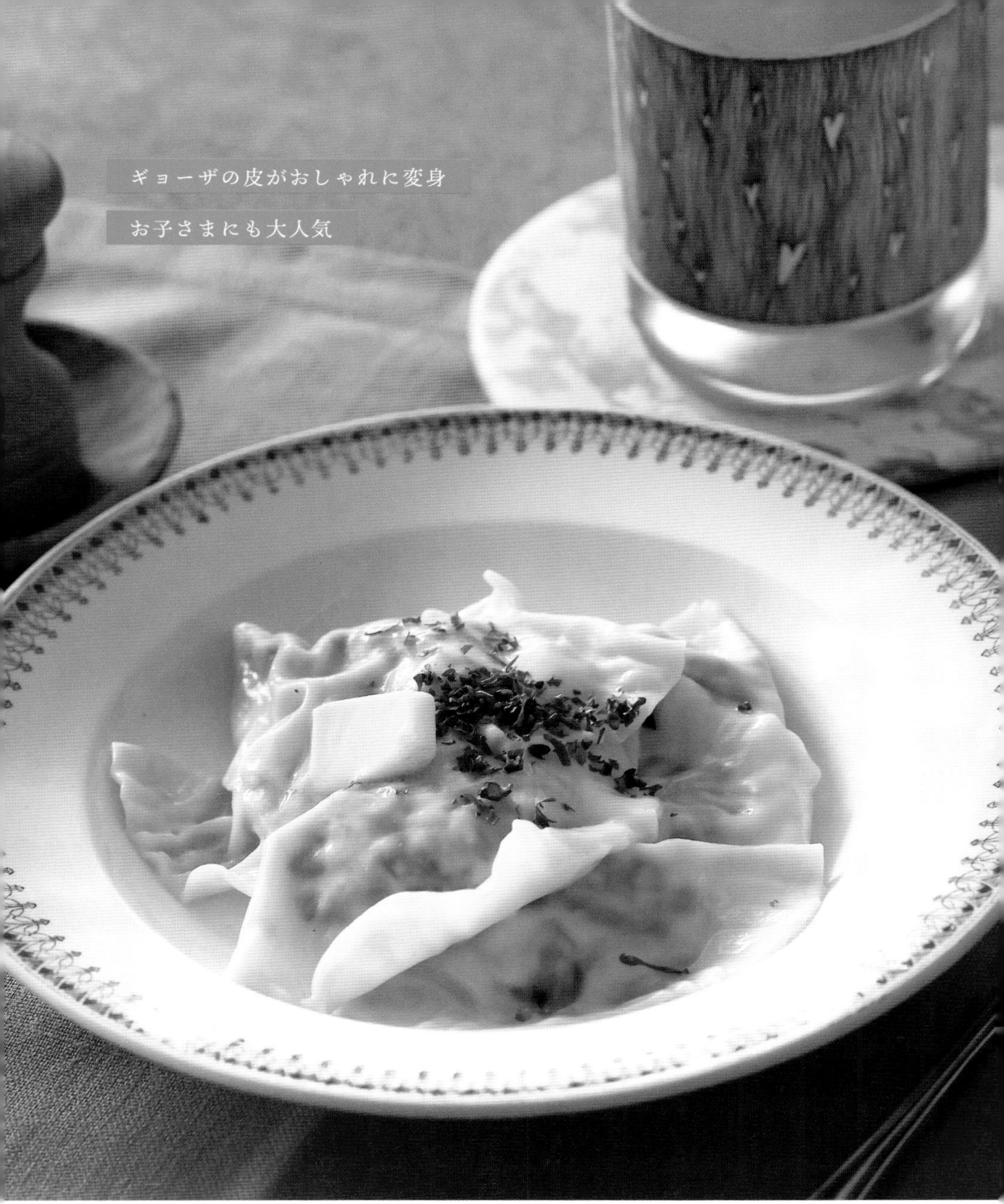
ギョーザの皮がおしゃれに変身
お子さまにも大人気

アレンジ

ギョーザの皮は実は万能！具材はなんでも、包んで焼いたり揚げたり煮たり。ラビオリ風にするならホワイトソースだけでなくトマトソースにしても、ニンニクとオリーブオイルで和えてもおいしいですよ。

つくり方動画

主 食

気を補う　アンチエイジング

黒い牛丼

材　料（2人分）

牛薄切り肉……200g

長ネギ……1/3本

シイタケ……2枚

生黒キクラゲ
（なければ乾燥）……2枚

ゴマ油……少々

だし……150ml

酒……大さじ2

みりん……大さじ1

砂糖……大さじ3

しょうゆ……大さじ3

黒ゴマペースト……大さじ1

ごはん
（あれば黒米入り）……360g

紅ショウガ・刻みネギ……適量

薬膳効果

【牛肉】気と血を補う。足腰が弱ってだるい時に。病後や疲労で体力低下した時に。めまいやむくみがある時に。滋養強壮に。

【長ネギ】風邪予防。発汗作用により悪寒を払う。冷えによる腹痛に。食欲不振に。

【シイタケ】気を補う。体力不足や精神的な疲れに。食欲不振に。免疫機能強化作用。

【黒キクラゲ】血を補う。血巡りを整える。空咳や喉の渇きに。潤い不足の便秘に。免疫力強化作用。

【黒ゴマ】アンチエイジング効果。足腰の衰えや頻尿、耳鳴り、肌の乾燥、便秘などに。

つくり方

1 牛肉は食べやすい大きさに切る。長ネギ・シイタケは薄切りに、キクラゲは千切りにする。

2 鍋にゴマ油を入れて熱し、牛肉と長ネギを入れて炒め、軽く焦げ目をつける。

3 シイタケ・キクラゲを加え、だし・酒・みりん・砂糖・しょうゆを入れて煮 立たせる。黒ゴマペーストを加え、よく混ぜてなじませる。

4 器にごはんを盛り3をかけ、紅ショウガ・刻みネギを添える。

ポイント

黒い食材は生命力の大元の精気を養うと言われており、アンチエイジング効果が期待できます。一年を通して黒い食材をさまざまに取り入れるよう心がけてください。

つくり方動画

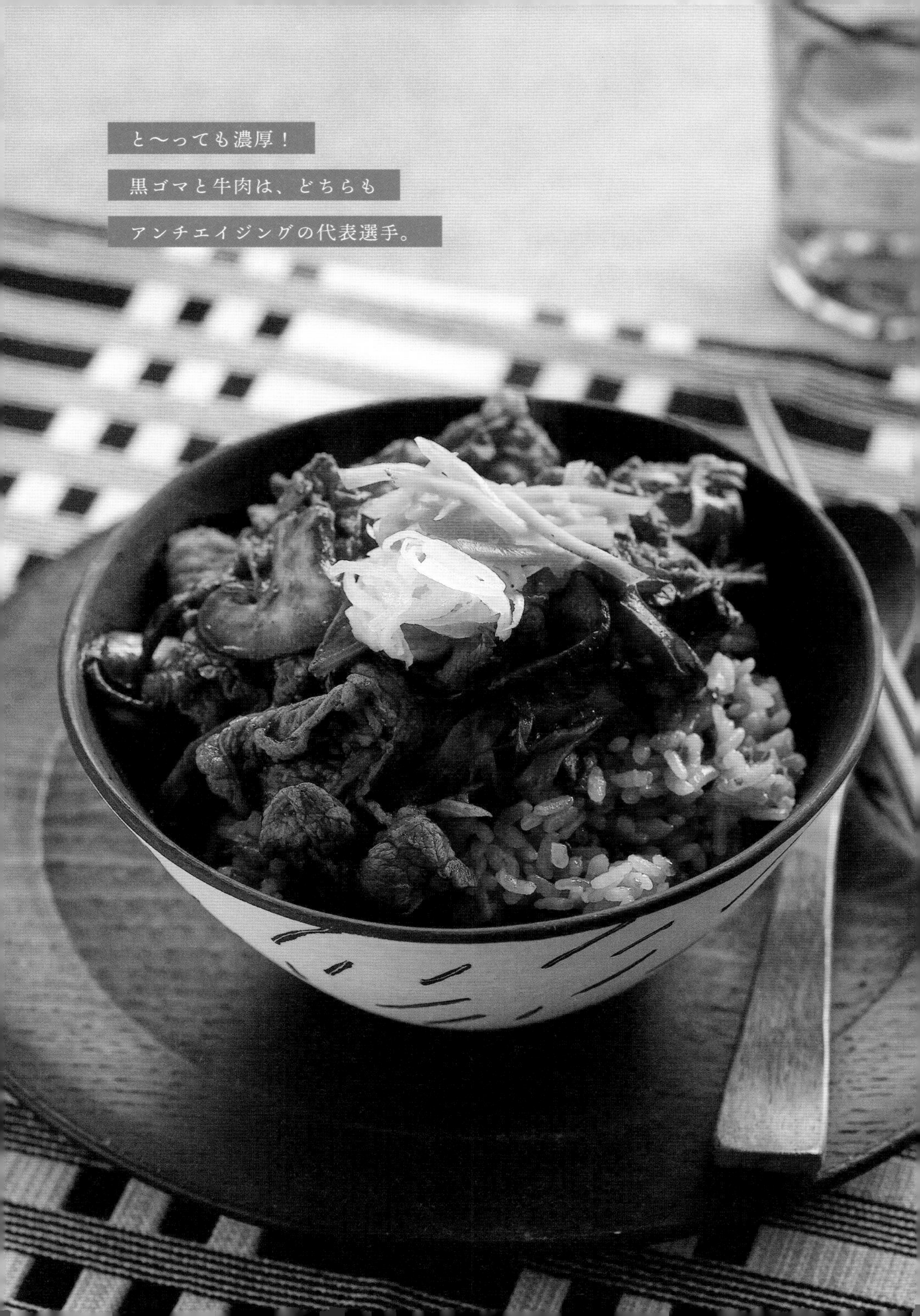

と〜っても濃厚！
黒ゴマと牛肉は、どちらも
アンチエイジングの代表選手。

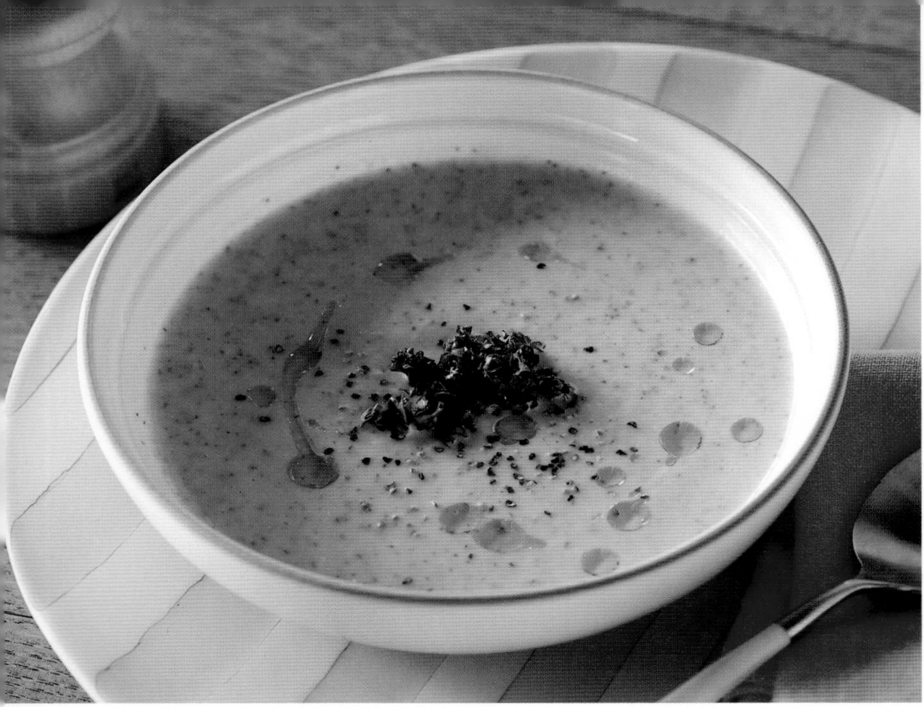

汁 物

気を補う

春キャベツとブロッコリーのポタージュスープ

材　料（つくりやすい量）

春キャベツ……50g
ブロッコリー……60g
タマネギ……60g
水……100ml
牛乳……150ml
生クリーム……50ml
コンソメスープのもと
塩、コショウ
オリーブオイル
みじん切りパセリ……適量

つくり方

1 キャベツとブロッコリーとタマネギは適当な大きさに切る。

2 鍋に水とコンソメスープのもと、1を入れて蓋をし、柔らかくなるまで蒸し煮にする。ミキサーでなめらかになるまで細かくする。

3 鍋に2を戻し入れ、牛乳と生クリームを加えて沸騰しないように温める。味を見て塩で調える。

4 器に盛り、パセリとコショウを振り、オリーブオイルを回しかける。

薬膳効果

【キャベツ】気を補い、巡らせる。こもった熱をとる。胃もたれや腹部膨満感、便秘などによい。

【ブロッコリー】気を補う。胃腸の虚弱に。疲労感がある時にも。

つくり方動画

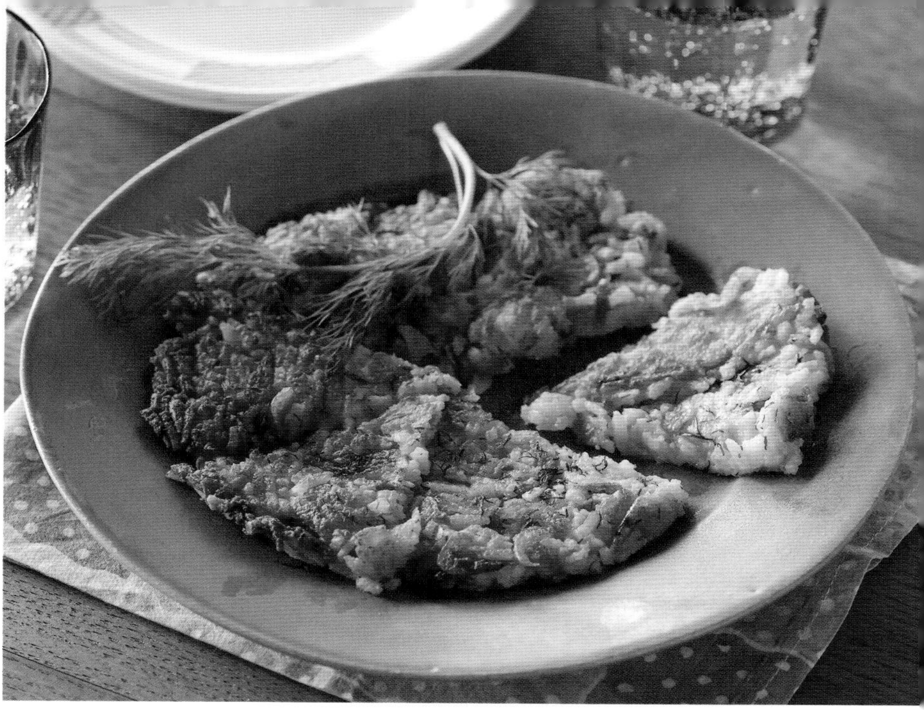

副　菜

陽の気を補う

長芋と桜エビのガレット

材　　料（2人分）

長芋……200g
小麦粉……大さじ2
しょうゆ……小さじ1
塩……ひとつまみ
ピザ用チーズ……30g
桜エビ……8g
オリーブオイル……大さじ2
バター……5g
ディル（パセリでも可）……少々
コショウ……少々

つくり方

1 長芋は千切りにする。ディルはみじん切りにする。

2 ボウルに長芋、小麦粉・しょうゆ・塩・桜エビを加えて混ぜる。

3 フライパンにオリーブオイルとバターを入れて熱し、2の半量を流し入れ、チーズを振って、さらに残りの半量を流し入れて5分ほど焼く。裏返して3分ほど、両面がカリッとするまで焼く。皿に盛り、ディルとコショウを振る。

薬膳効果

【長芋】消化不良や胃腸の虚弱に。疲労回復。滋養強壮。むくみ解消。ムチンには免疫強化機能がある。

【エビ】陽の気を補う。足腰の冷えや手足の痺れに。食欲不振に。授乳時に。赤みのもとであるアスタキサンチンは活性酸素の除去効果がある。

つくり方動画

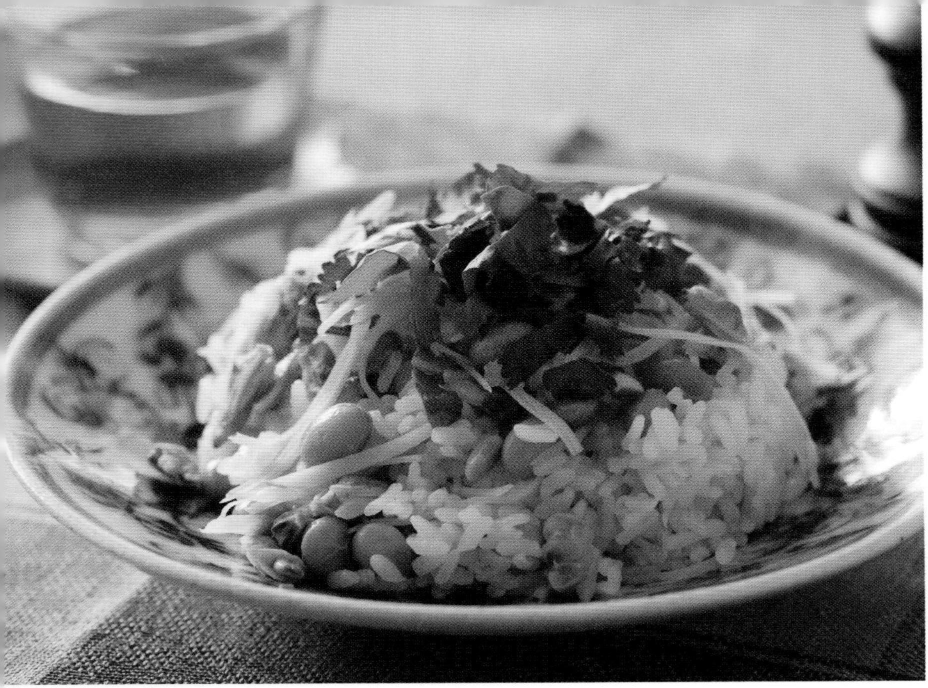

主食

血を補う　水の流れを整える

新ショウガの炊き込みピラフ

材　料（つくりやすい量）

米……２合
新ショウガ……50g
冷凍枝豆……150g
アサリ水煮缶（120 g）……１缶
酒……大さじ１
塩……少々
コンソメスープのもと……小さじ１
ナンプラー（しょうゆでも可）……少々
パクチー（ミツバやセリでも可）……少々
バター……10g

つくり方

1 米は研いでザルに上げておく。ショウガは細切りにする。枝豆は解凍してさやから出す。アサリ缶は身と汁を分けておく。パクチーは粗みじんに切る。

2 炊飯器に米、アサリ缶の汁、酒、塩、コンソメスープのもと、ナンプラーを入れ、２合の目盛りまで水を加える。ショウガ・枝豆・アサリの身をのせて炊く。

3 炊き上がったらバターを混ぜ、器に盛り、パクチーをあしらう。

薬膳効果

【ショウガ】風邪予防。胃の冷えによる体の痛みに。食欲不振に。吐き気がある時に。
【アサリ】むくみをとる。血を補い、不安感やイライラを和らげる。肝機能強化作用。
【枝豆】気と血を補う。疲労感に。むくみをとる。二日酔いにもよい。

つくり方動画

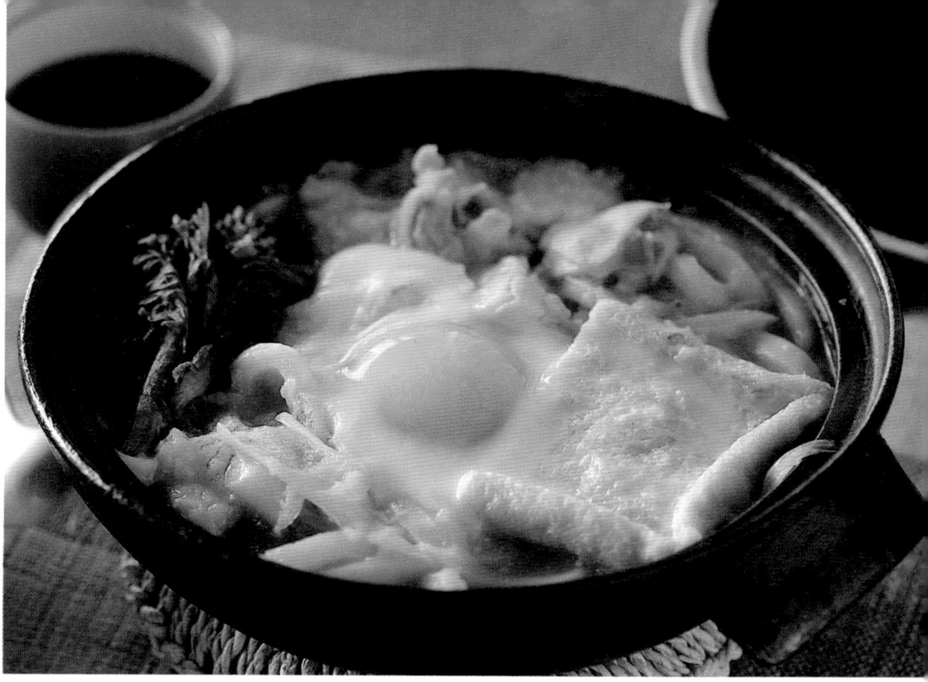

主　食

気を補う

みそととろろ汁の鍋焼きうどん

材　　料（2人分）

ゆでうどん……2玉
長芋……150g
鶏肉……80g
長ネギ……20g
だし・みそ……適量
卵……2個
油揚げ……1/2枚
小松菜・菜の花などの青味野菜……適量

つくり方

1 うどんに熱湯をかけてほぐす。長芋はすりおろす。長ネギは薄切りに、油揚げは2つに切る。鶏肉は一口大に切る。

2 土鍋にだしを入れ、鶏肉と油揚げ、みそを入れて煮立てる。味を見て好みでみりん・しょうゆ（分量外）少々を足し、うどんを入れ、長芋を溶かし込む。

3 長ネギ、好みの青味野菜を入れて煮込み、卵を割り入れて蓋をし、卵が好みの硬さになるまで煮る。

薬膳効果

【長芋】 消化不良や胃腸の虚弱に。疲労回復。滋養強壮。むくみ解消。ムチンには免疫強化機能がある。

【鶏肉】 気を補い、臓腑を温める。疲労時でも消化吸収がよい。虚弱体質にも。

【長ネギ】 風邪予防。発汗作用により悪寒を払う。冷えによる腹痛に。食欲不振に。

【卵】 潤いを補う。血を補う。空咳や喉の痛みに。不安感や寝つきが悪い時にも。

つくり方動画

春の薬膳コラム

春の山菜料理で寒邪《かんじゃ》のデトックス

春といえば楽しみなのが山菜ですね。ふきのとう、タラの芽、のびる、せり、うど、ぜんまい、こごみ、菜の花、たけのこなど。春の訪れとともに一気に芽吹くさまには見るからに生命力を感じます。冬の過酷さが今とは比べものにならない時代に生きた昔の人々は、雪解けの地面を割ってぐんぐん芽が伸びるのを見て、さぞ心が躍ったことでしょう。そしてその生命力を体に取り込みたいと切に願ったことでしょう。

私も春の気配を感じると「そろそろだな」と野菜売り場でキョロキョロ。ふきのとうやタラの芽を発見すると飛びついてしまいます。「ああ、今年も元気に冬を越せたな」と、何かホッとした気持ちになるのです。やがて次々とさまざまな山菜が店頭に現れますが、毎日のようにてんぷらやおひたしなどと、あの手この手で食べて楽しんでいるうちに、ふいっと店頭から消えてしまう。短い期間のお楽しみですね。

薬膳では、春には冬に閉じていた体を開き、発散させるようなものを食べるように勧めますが、山菜などの苦味には発散・デトックスの力があると言われています。苦味の素はポリフェノールやアルカロイドで、その多くに抗酸化作用もあります。

冬は寒さに耐えて体温を維持するために発汗の機能が抑制されているそうですが、春は閉じた毛穴を開いて気持ちよく発汗できるように、自律神経が徐々に整うのだそうです。心身のびやかに、春の恵みを楽しんで体を整える。食卓にも春の気配をたっぷりとのせましょう。

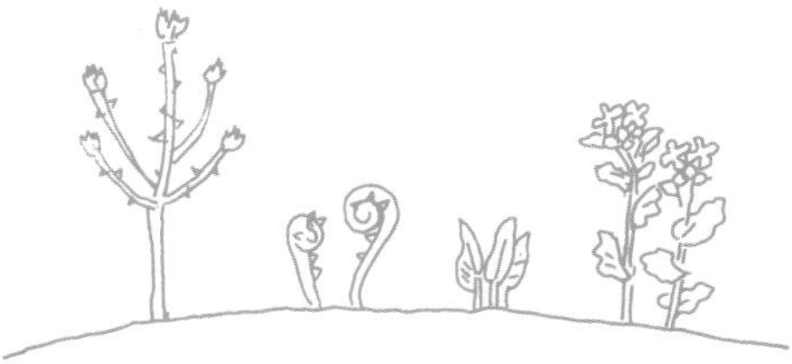

夏の温活薬膳レシピ

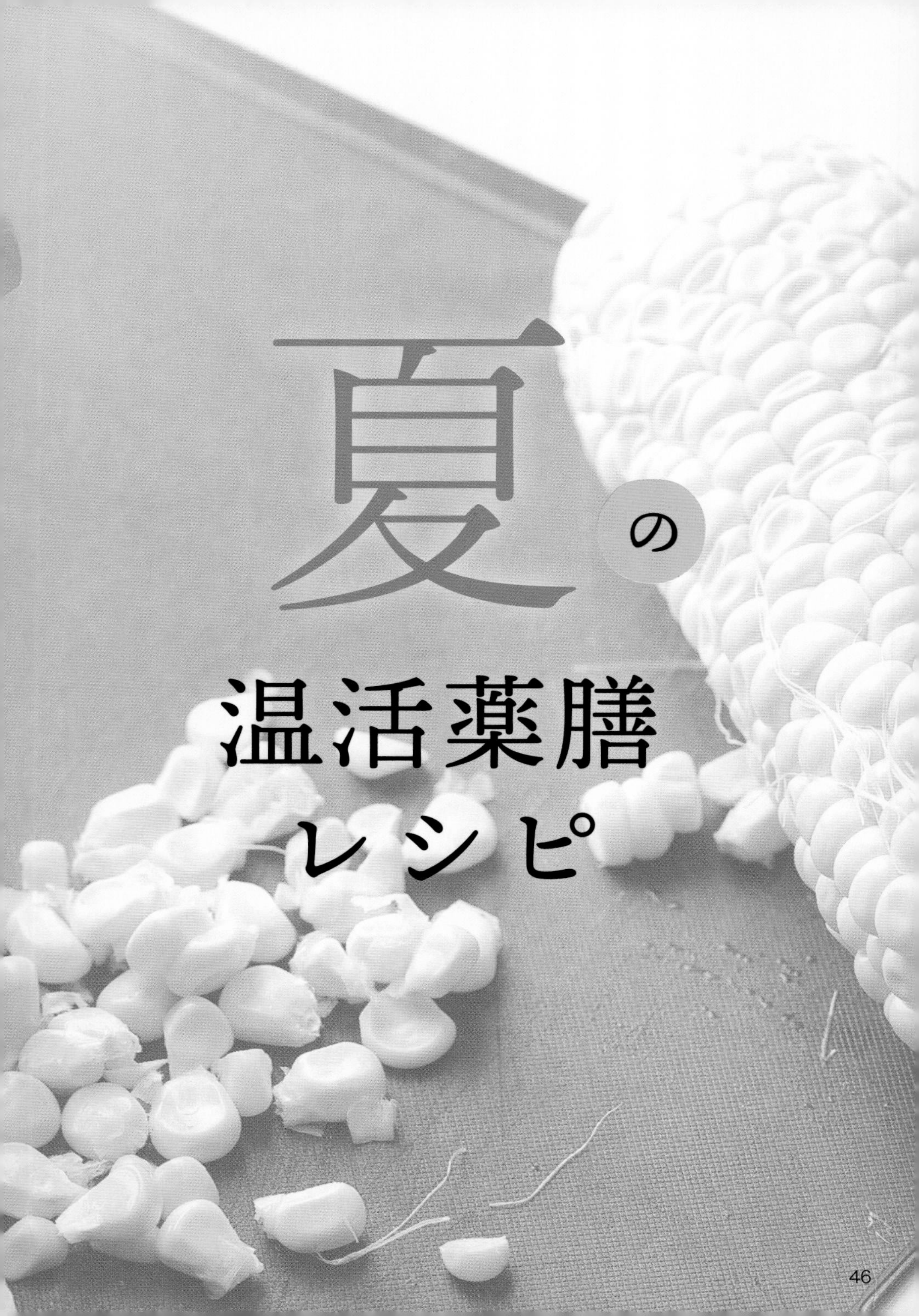

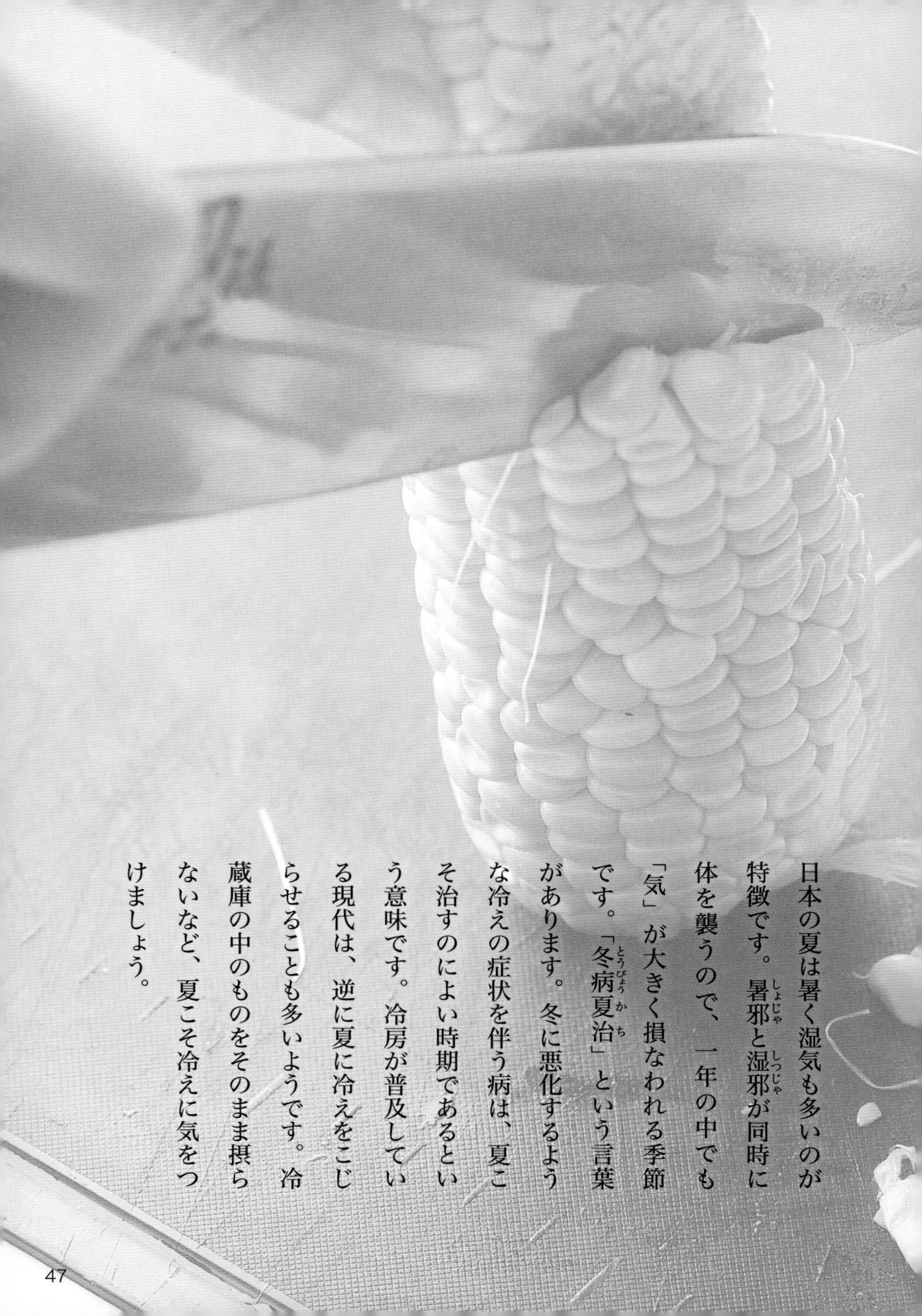

日本の夏は暑く湿気も多いのが特徴です。暑邪《しょじゃ》と湿邪《しつじゃ》が同時に体を襲うので、一年の中でも「気」が大きく損なわれる季節です。「冬病《とうびょう》夏治《かち》」という言葉があります。冬に悪化するような冷えの症状を伴う病は、夏こそ治すのによい時期であるという意味です。冷房が普及している現代は、逆に夏に冷えをこじらせることも多いようです。冷蔵庫の中のものをそのまま摂らないなど、夏こそ冷えに気をつけましょう。

主 菜

陽の気を補う　臓腑を温める

エビのガーリック焼き

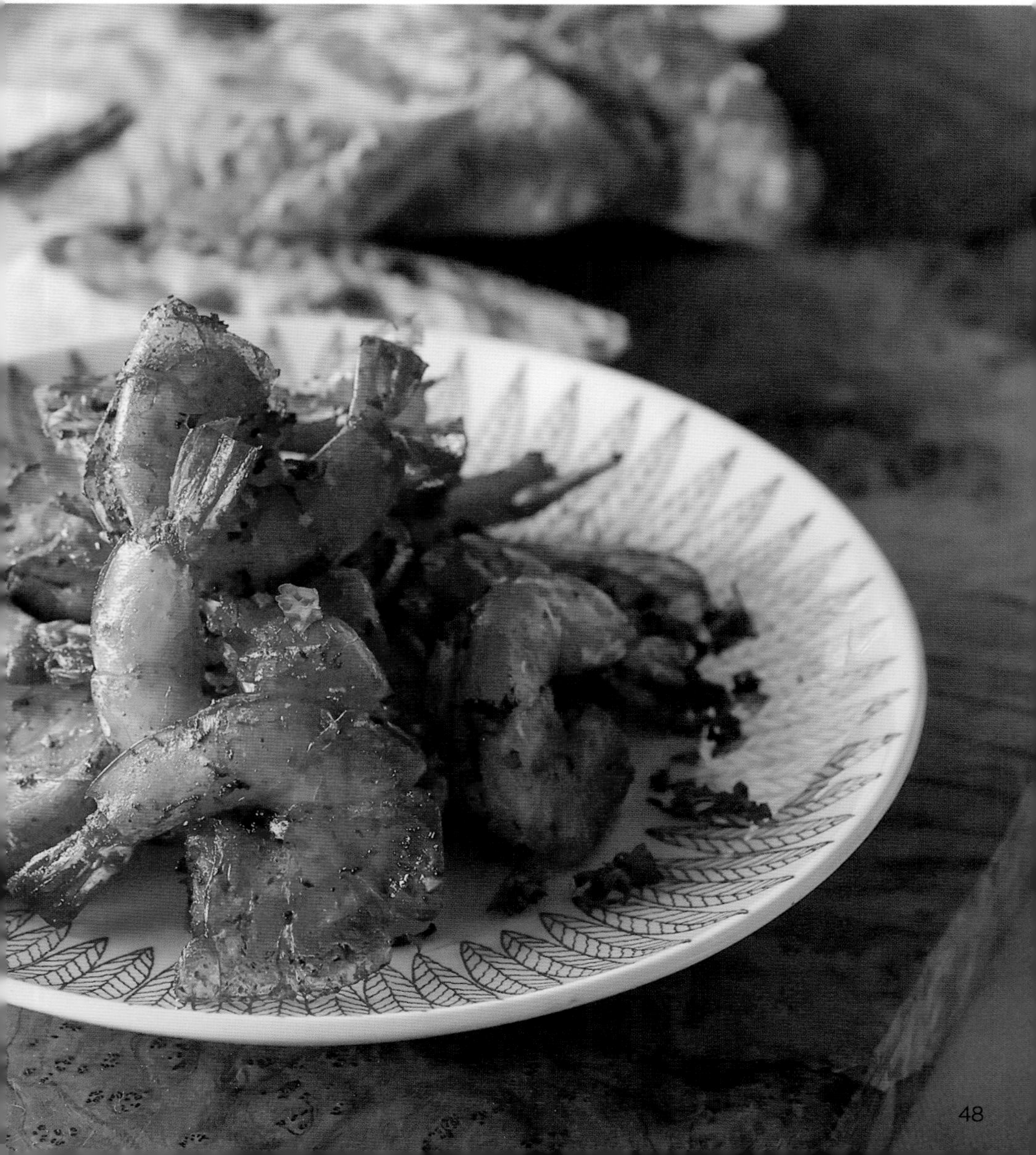

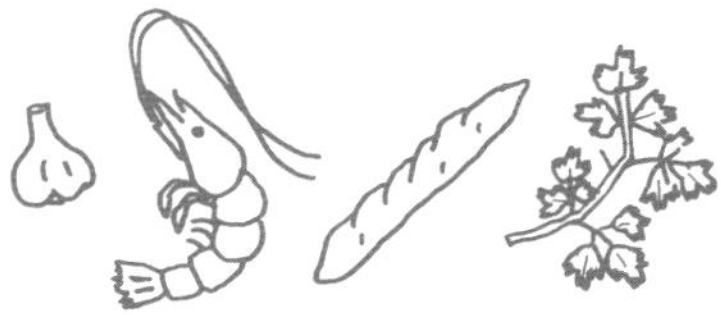

体を冷やすものが多い魚介類の中で、
エビは陽気を補い体が温まる力をくれる食材です。揚げ焼きにすることで
皮まで丸ごとパリパリと食べられます。ワインのお供にも最高！

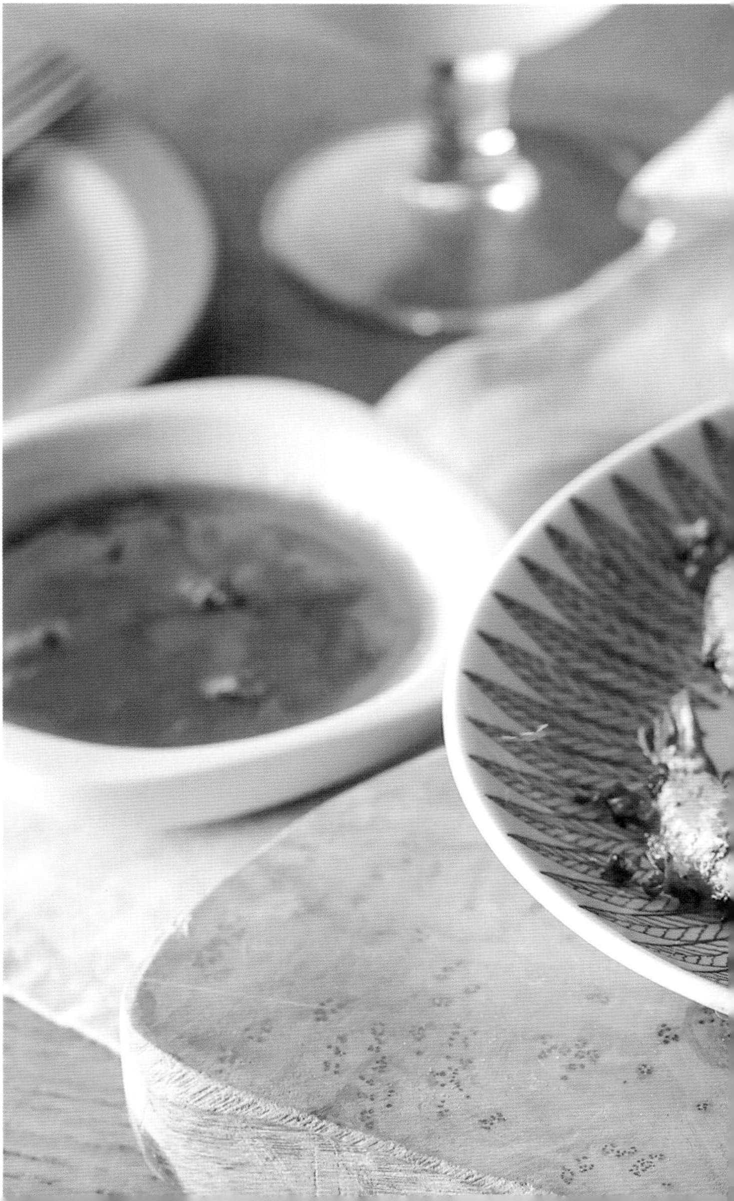

エビのガーリック焼き のつくり方

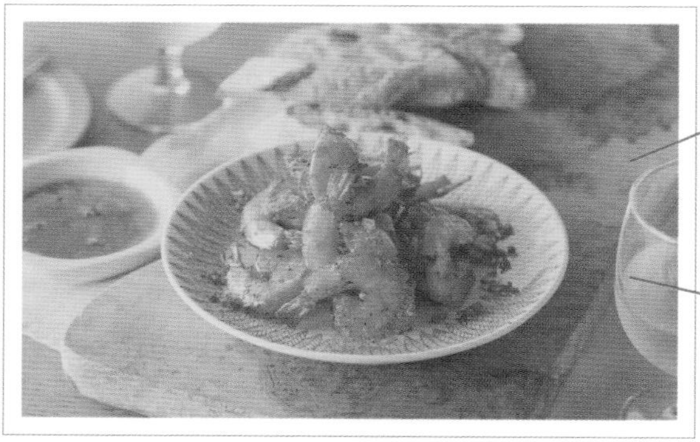

エビ風味の揚げ油に
フランスパンをつけて
いただくと絶品

材　料（つくりやすい量）

殻付きバナメイエビ……10～14尾

唐辛子……１本

パセリ……適宜

フランスパン……適宜

マリネ液

ニンニク……５かけ（みじん切り）

酒……大さじ１

レモン汁……少々

コンソメスープのもと
……小さじ 1/2

パプリカパウダー……小さじ１

塩・コショウ……適宜

薬膳効果

【エビ】陽の気を補う。足腰の冷えや手足の痺れに。食欲不振に。授乳時に。赤みのもとであるアスタキサンチンは活性酸素の除去効果がある。

【ニンニク】気の巡り、水の巡りをよくする。消化吸収を促進する。胃の腑を温める。独特の匂いの素であるアリシンには疲労回復の効果がある。

ちょっと補足

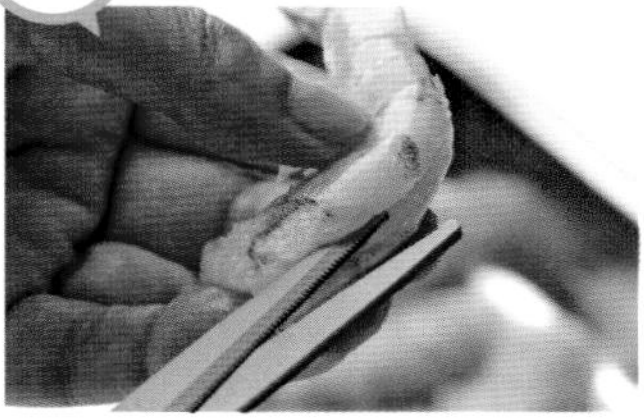

ハサミで背中を切り開くと、背わたが簡単に取れます

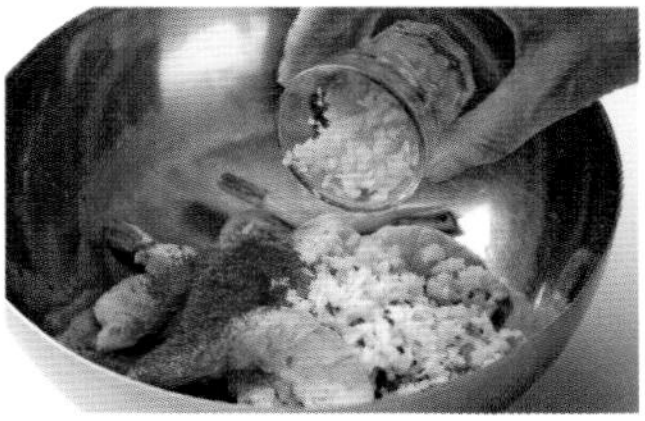

マリネ液の材料を混ぜ、下ごしらえしたエビを加えて、30分程おきます

つくり方

1 エビは足と背わたを取ってよく洗い、下ごしらえをする。

2 エビの水気を拭き取り、マリネ液の材料を混ぜたものに漬け込み、30分程おく。

3 フライパンに多めのオリーブオイル（分量外）と唐辛子を入れて熱し、エビのマリネ液を切り、弱火で揚げ焼きする。

4 エビを裏返すタイミングでマリネ液も加え、殻がパリパリになるまで焼く。

5 皿に盛り、刻んだパセリを振る。揚げ油は小皿に入れ、フランスパンを添える。

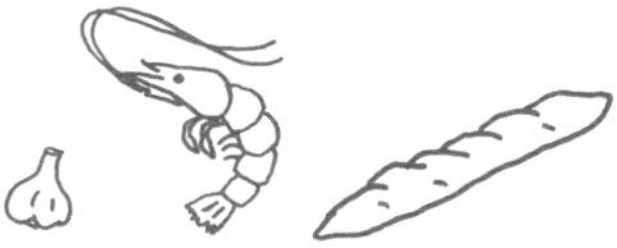

ポイント

殻のやわらかいバナメイエビを使います。殻が硬い時はむいて使ってください。その場合、むいた殻も身と一緒に焼き、うま味をオリーブオイルに移しましょう。

アレンジ

パセリのかわりにパクチーやフェンネルなどの香味野菜を使っても。仕上げにレモンを絞ると爽やかな後味に。揚げ油をフランスパンにつけていただくと最高です。

つくり方動画

気を補う　陰を補う　臓腑を温める

薬膳肉骨茶（バクテー）

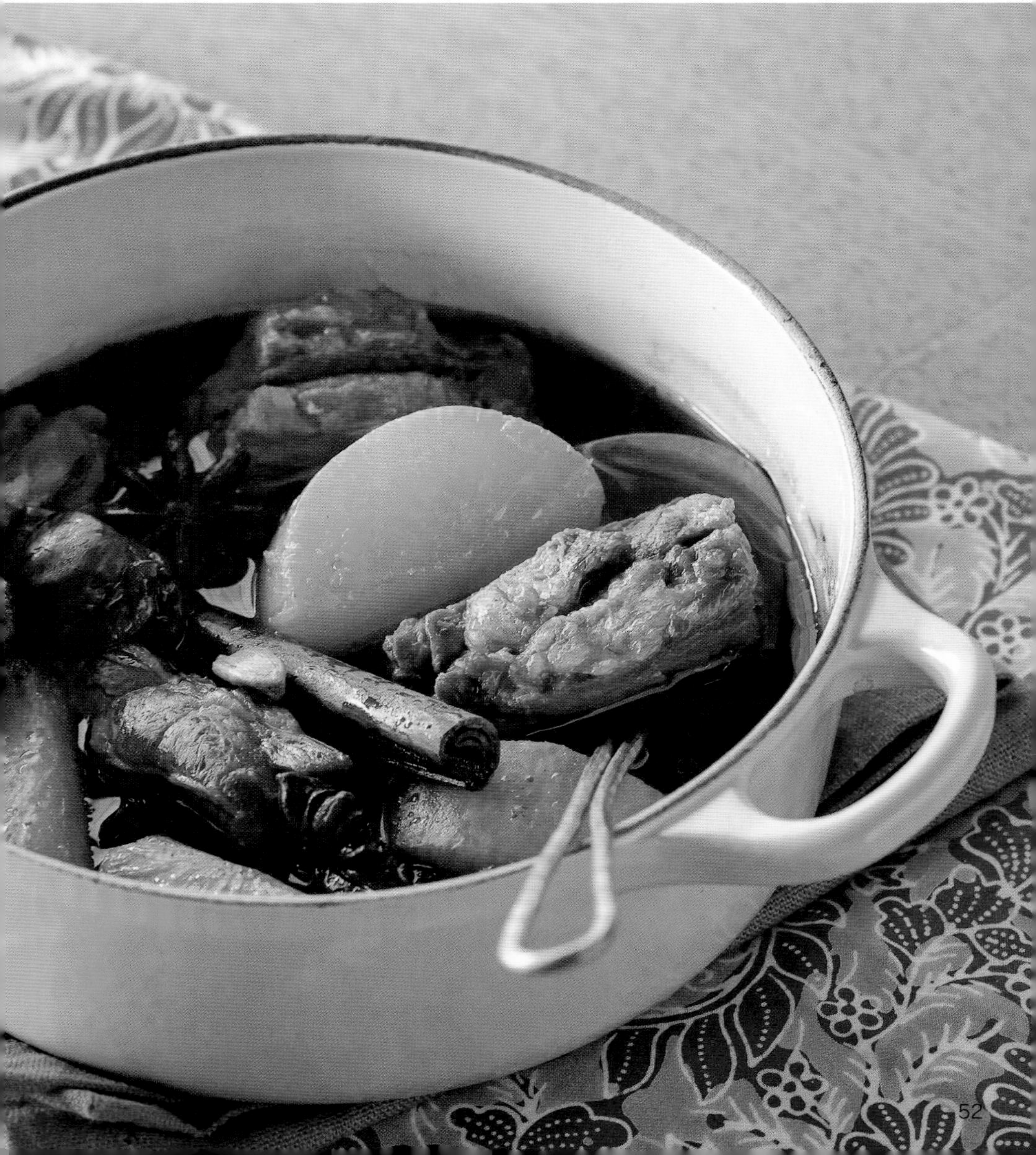

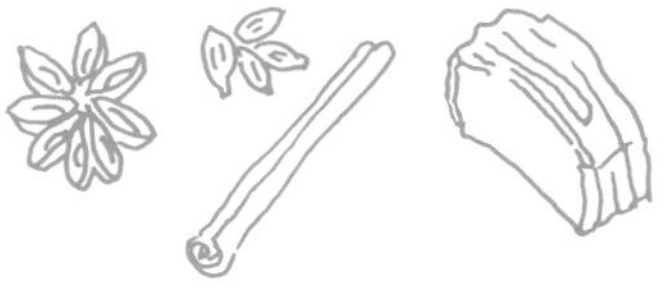

骨つきのスペアリブがほろほろに。コラーゲンもたっぷりです。
刺激が少なくて温め力の強いスパイスを使うので、胃にも優しい煮込みです。
休日にじっくり煮込んで、疲労回復の一品はいかが？

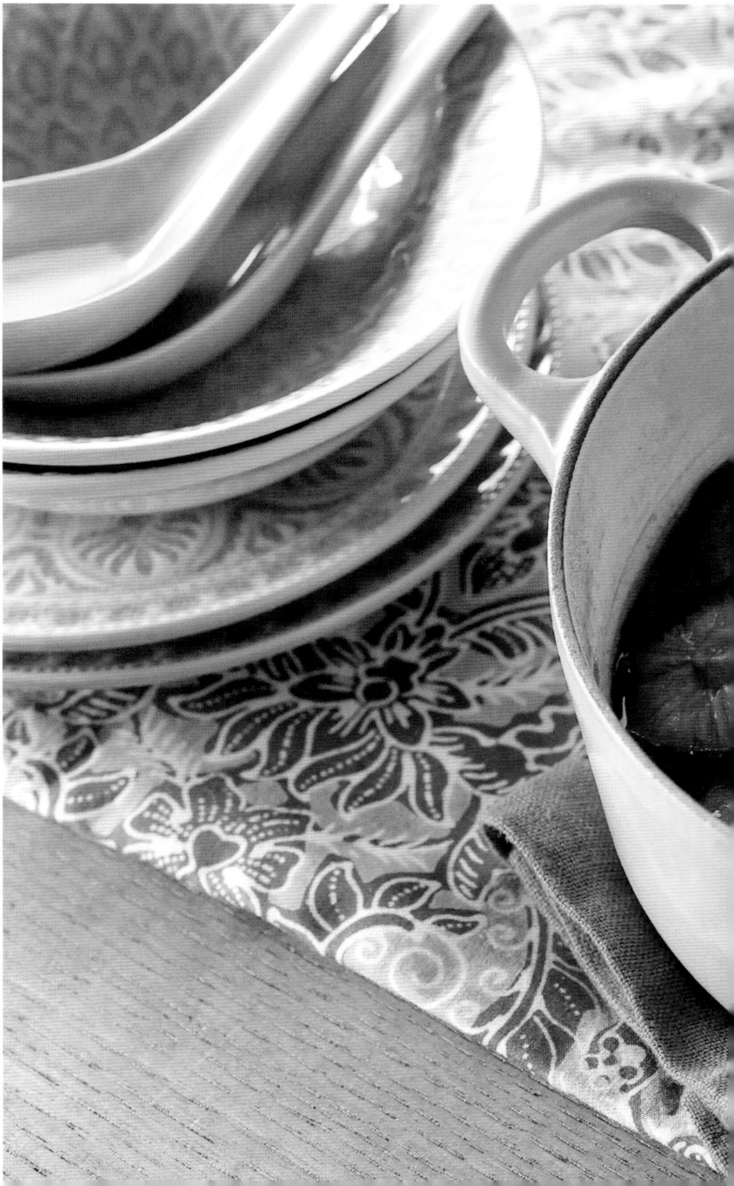

薬膳肉骨茶（バクテー）のつくり方

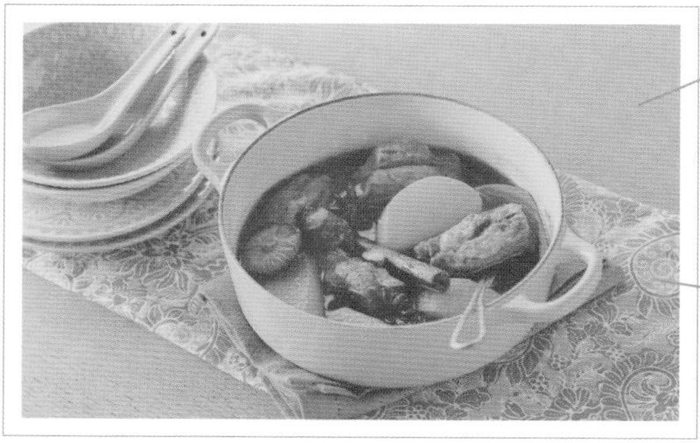

スパイシーで、
辛くないのに
からだ芯からポカポカ！

材　　料（2人分）

スペアリブ……2本
ダイコン……250g
干しシイタケ……2枚
キクラゲ……少々
パクチー……少々
八角……2個
クローブ……6個
カルダモン……2個
シナモン……1本
黒コショウ（粒）……6粒
しょうゆ……大さじ3
塩……少々

薬膳効果

【豚肉（スペアリブ）】 気を補う。陰を補う。血を補う。ビタミンB_1が多く含まれ疲労回復によい。貧血予防に。潤い不足の便秘に。

【ダイコン】 ジアスターゼが消化促進に効く。胃もたれや腹部膨満感に。痰が絡む時も。

【八角】 臓腑を温める。気を巡らせる。胃の痛みや張りによい。リラックス効果も。

ちょっと補足

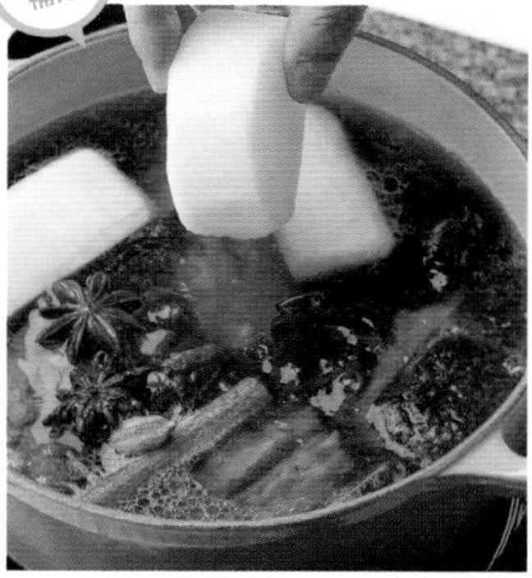

食材を入れて煮込むだけなので、時間はかかりますが意外と手間はかかりません。圧力鍋だと短時間で仕上がります

つくり方

1 鍋にスペアリブとひたひたの水を入れて熱し、あくが浮いたら取る。

2 ダイコンは食べやすい大きさに切る。干しシイタケとキクラゲは水で戻す。

3 鍋にスペアリブ、ダイコン、キクラゲと干しシイタケを戻し汁ごと入れる。八角、クローブ、カルダモン、シナモン、黒コショウ、しょうゆを入れ、ひたひたの水を注いで煮立て、弱火で90分煮込む。

4 味を見て塩で調え、パクチーをあしらう。

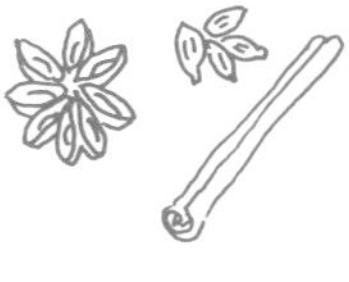

ポイント

途中で水がなくなったら少し足してください。出来上がりの煮汁が元の量の1/3から1/4くらい残るように火加減します。

アレンジ

パクチーが苦手な方は、ミツバやセリ、長ネギなどにしてもおいしくできます。

つくり方動画

主 菜

気を補う　潤いを補う　臓腑を温める

縦型ピーマンの肉詰め

材　　料（2人分）

ピーマン……4個
豚ひき肉……100g
タマネギ……70g
ウズラの卵(ゆで）……4個
プロセスチーズ……10g
かたくり粉……大さじ1
しょうゆ……小さじ1/2
塩……ひとつまみ
サラダ油……大さじ1
酒……大さじ2～3
ソース
　ケチャップ・中濃ソース……適量(2対1の割合)
　バター、コショウ……適量

薬膳効果

【ピーマン】腹部の冷えをとる。食欲不振や消化不良など胃腸の不調によい。

【豚肉】気を補う。陰を補う。血を補う。ビタミンB_1が多く含まれ疲労回復によい。

【タマネギ】気を巡らせる。胃もたれや膨満感に。高血圧や血栓予防に。

【ウズラの卵】気と血を補う。虚弱からくる倦怠感や足腰の衰えに。めまいや貧血、不安感に。記憶力の低下にも。

【チーズ】陰を補う。口の渇きや肌の乾燥によい。潤い不足による便秘を改善する。

つくり方

1 タマネギはみじん切りにする。ピーマンはヘタを切り落とし種を取る。チーズは5mm角に切る。

2 ボウルにひき肉とタマネギ、チーズ、かたくり粉、しょうゆ、塩を入れて練る。

3 2とウズラの卵をピーマンに詰め、詰めた肉の表面にかたくり粉(分量外)をまぶす。

4 熱したフライパンに油を入れ3を肉の部分を下にして焼く。焼き色がついたら横に寝かして酒を入れ、蓋をしてピーマンを時々回しながら肉に火が通るまで弱火で蒸し焼きにする。

5 4を取り出し、フライパンに残った肉汁に、ソースの材料を加え、軽く煮詰める。

6 ピーマンを縦半分に切って器に盛りつけ、5を器に入れて添える。

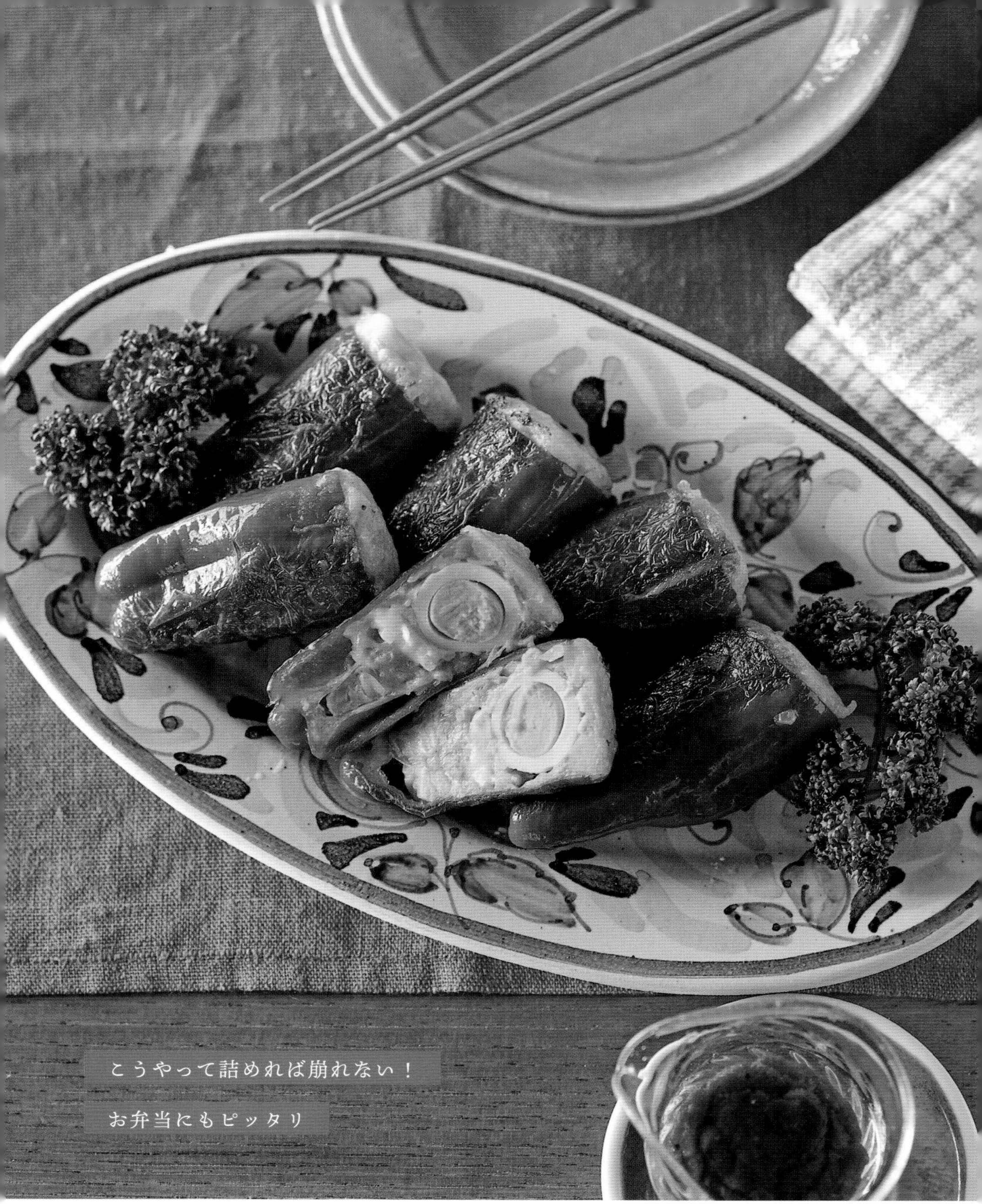
こうやって詰めれば崩れない！
お弁当にもピッタリ

ポイント

体を冷やす野菜が多い中、ピーマンやししとう、パプリカなどはナス科唐辛子属で、体を温めてくれる代表食材です。

つくり方動画

副菜

熱を冷ます　水の流れを整える

アーリオ オーリオ ペペロン キュウリ

材　　料（つくりやすい分量）

キュウリ……3本
ニンニク……1かけ
唐辛子……1本
オリーブオイル……大さじ2
昆布茶……小さじ1
薄口しょうゆ……小さじ1
塩……適宜

薬膳効果

【キュウリ】体の熱をとる。体を潤す。排尿を促す。皮膚の痒みや乾燥に。

【ニンニク】気の巡り、水の巡りをよくする。消化吸収を促進する。胃の腑を温める。独特の匂いの素であるアリシンには疲労回復の効果がある。

つくり方

1 キュウリは縦半分に切り、スプーンで種の部分をこそげ取り、一口大の乱切りにする。

2 ニンニクはみじん切りにする。唐辛子は種を取っておく。

3 フライパンにオリーブオイルと唐辛子を入れて熱し、香りが立ったら唐辛子を取り出す。キュウリを入れて1分ほど炒め、ニンニクを加える。

4 透明感が出たら昆布茶と薄口しょうゆを加え、味を見て塩で調える。

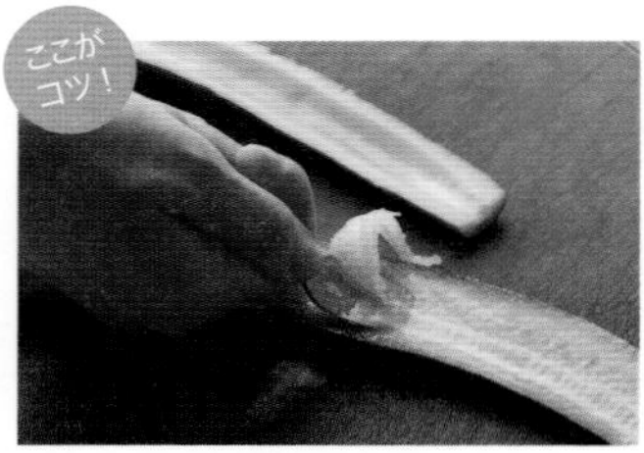

きゅうりの種の部分を取ると、炒めたときに水っぽくならず青臭さもでません

つくり方動画

ポイント

昆布茶で塩味をつけるとうま味が増します。昆布茶はメーカーによって塩分量が異なるので味を見て確認しましょう。

止まらなくなる　やみつききキュウリ

驚くほど箸が進みます！

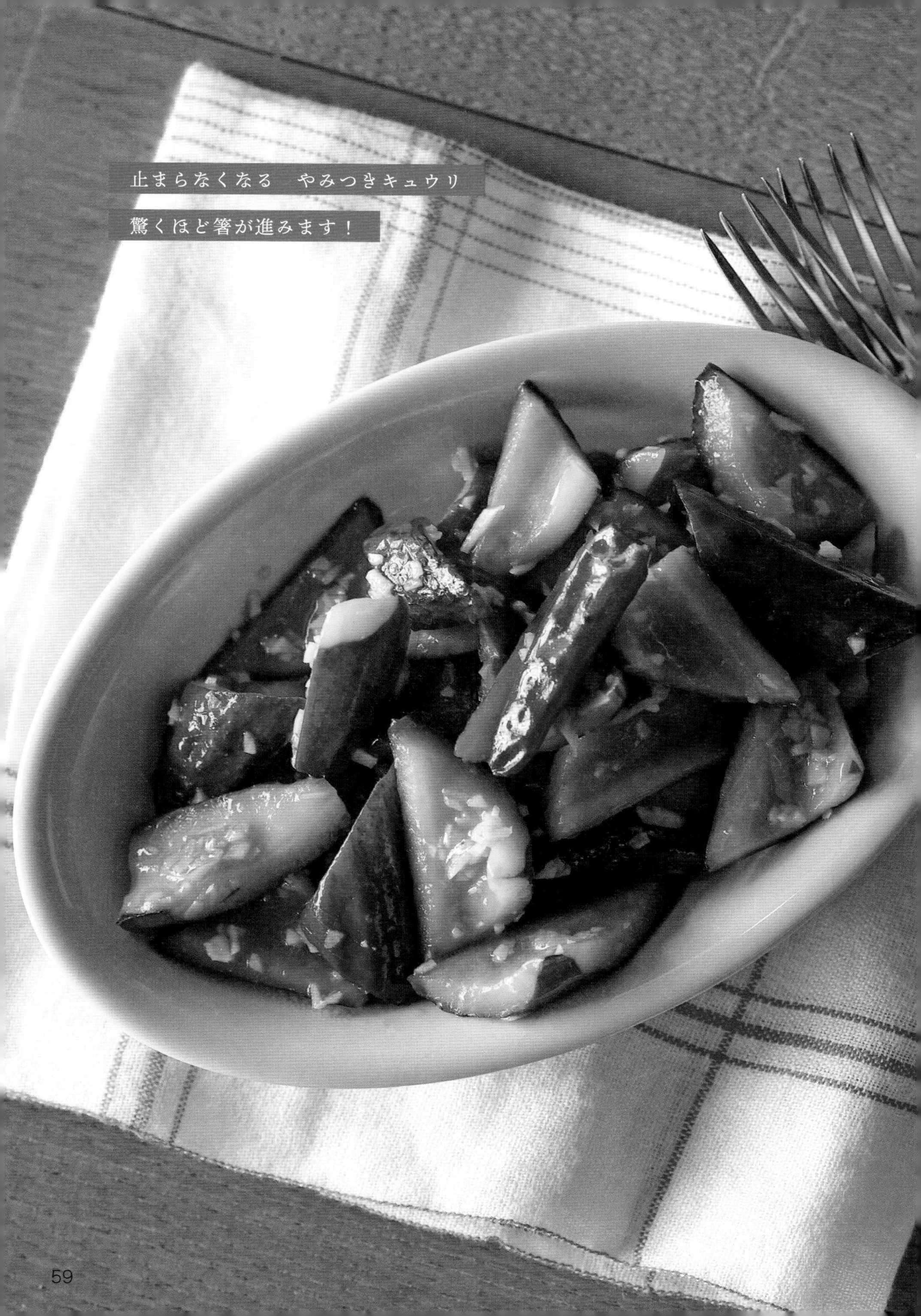

主 食　　　　気を補う

ヤマトイモとサンマのかば焼き丼

材　料（2人分）

サンマかば焼き缶……1缶（100g）
ヤマトイモ……200g
卵黄……2個
シソ……4枚
ノリ……適量
塩……3つまみ
しょうゆ……少々
揚げ油……適量
温かいごはん……茶碗2杯程度

薬膳効果

【ヤマトイモ】 消化不良や胃腸の虚弱に。疲労回復。滋養強壮。むくみ解消。ムチンには免疫強化機能がある。

【サンマ】 気と血を補う。胃腸の虚弱に。疲労回復。血行不良に。

【卵】 潤いを補う。血を補う。空咳や喉の痛みに。不安感や寝つきが悪い時にも。

【シソ】 風邪予防。発汗作用により悪寒を払う。胃もたれに。魚介類の中毒予防に。つわりの時にも。

【ノリ】 むくみをとる。喉の不快感を和らげる。良性の腫瘤を和らげる。高血圧に。排尿を整える。肌の調子を整える。

つくり方

1 温かいごはんにサンマかば焼きを汁ごと入れて、サンマをほぐすようにして混ぜる。

2 ヤマトイモをすりおろし、塩を混ぜ、2等分する。フライパンに1cmくらいの深さになるように油を入れ、180℃程度に熱したらヤマトイモを静かに流し入れ、表面がカリッとするまで揚げる。

3 丼に1を盛り、2と卵黄をのせる。シソとノリを細切りにしてあしらう。しょうゆを添える。

つくり方動画

アレンジ

粘りが強いヤマトイモは火を通すとふんわりとした食感に。そのままみそ汁などの汁物に落としてもおいしいですよ。

中はふわふわ、外はカリッと、驚きの食感のヤマトイモ
サンマとの相性もぴったり！

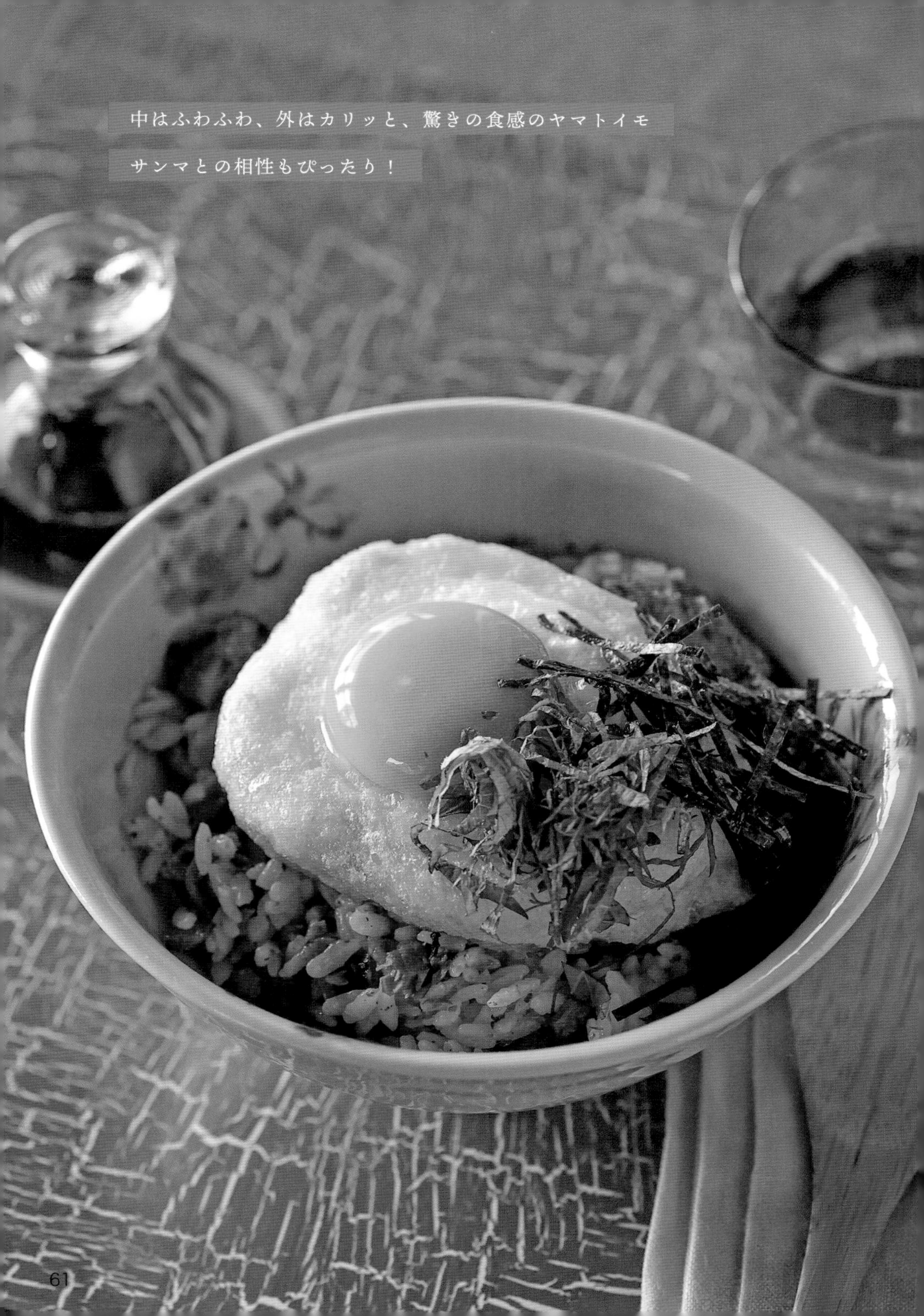

汁物　　潤いを補う　アンチエイジング

夏の赤い温活薬膳スープ

材　料（つくりやすい分量）

A ズッキーニ……30g
　セロリ……20g
　ナス……30g
　タマネギ……40g
　パプリカ……35g
　ジャガイモ……50g
　ニンジン……30g
　ベーコン……30g
マッシュルーム……10g
ブラックオリーブ……2個
オリーブオイル……大さじ1
白ワイン……100 ml
カットトマト缶……1/4缶
B 砂糖……大さじ1
　しょうゆ……小さじ1
　中濃ソース……小さじ1
　コンソメスープのもと……小さじ2
　水……250ml
ギョーザの皮……8枚
塩・コショウ……適量
バジル……少々

薬膳効果

【ズッキーニ】 潤いを補う。体にこもった熱を冷ます。むくみをとる。イライラを和らげる。

【パプリカ】 腹部の冷えをとる。食欲不振や消化不良など胃腸の不調によい。

【セロリ】 体にこもった熱を覚まし目の充血を和らげる。胸の支え、イライラを和らげる。

【タマネギ】 気を巡らせる。胃もたれや膨満感に。高血圧や血栓予防に。

【ジャガイモ】 気を補う。胃の不調を整える。疲労回復時に。

【マッシュルーム】 気を補う。胃腸の虚弱に。お通じを整える。

【ニンジン】 血と潤いを補う。消化不良や食欲不振に。血の不足によるドライアイや目のかすみに。肝機能を強化するβカロテンが豊富に含まれる。

【トマト】 体の熱を取り、暑熱を払う。潤いを補う。胃の調子を整える。リコピンには抗酸化作用、アンチエイジング作用がある。

つくり方

1 Aは全て1cm角に切る。マッシュルームとブラックオリーブは薄切りにする。

2 鍋にオリーブオイルを入れて熱し、ベーコンとタマネギ、次にセロリを順に炒める。ズッキーニ・ナス・パプリカ・ジャガイモ・ニンジン・マッシュルームも加えて炒め、白ワインを加える。

3 トマト缶を手で潰しながら加え、Bを加えて柔らかくなるまで15分程、弱めの中火で煮込む。

4 ギョーザの皮を1枚ずつ広げて入れて透き通るまで煮る。味を見て、塩で調える。

5 器に盛り、コショウを振り、ブラックオリーブとバジルをあしらう。

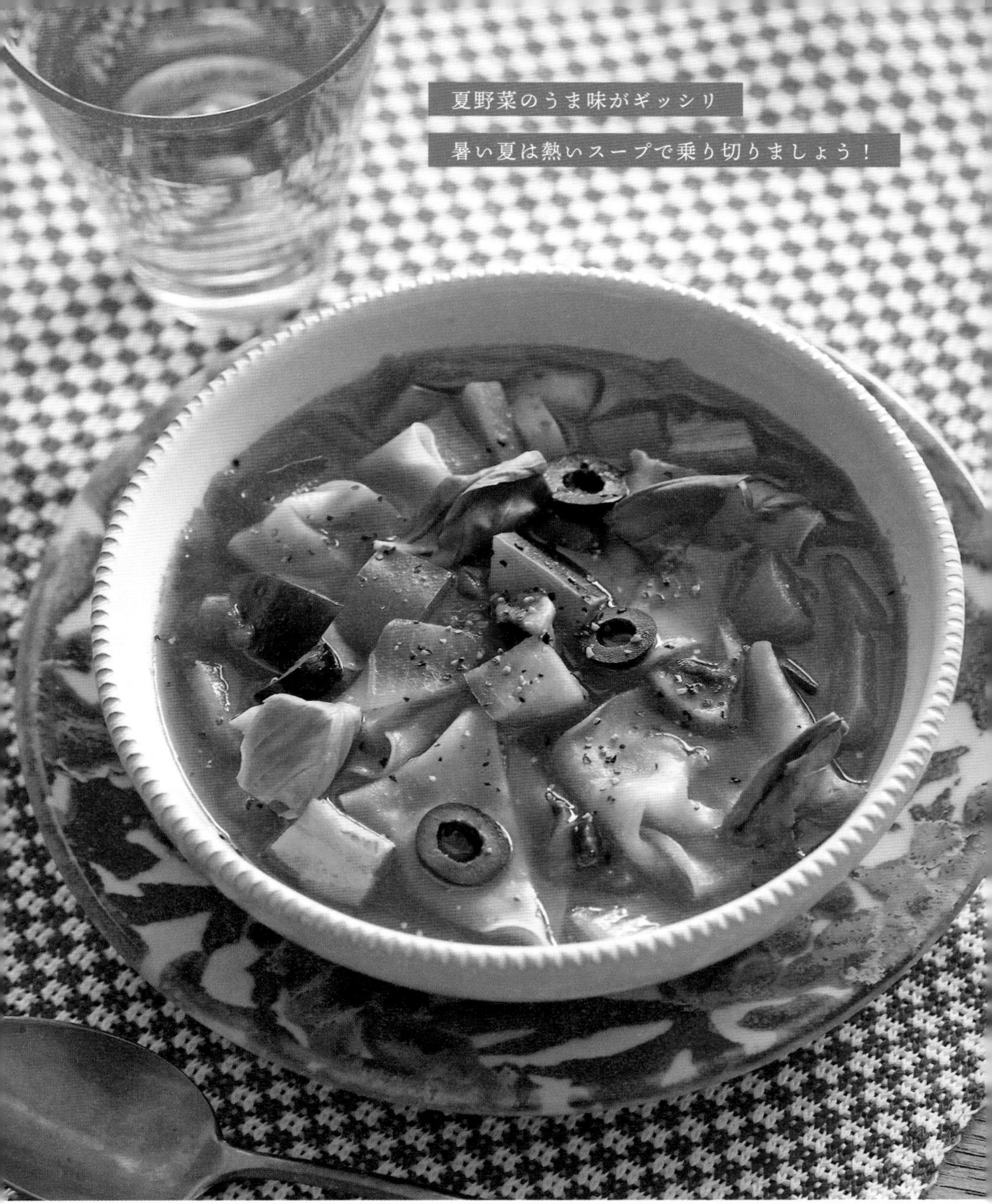
夏野菜のうま味がギッシリ
暑い夏は熱いスープで乗り切りましょう！

ポイント

夏の野菜の多くは「清熱」といって暑熱を冷ますために体を冷やす性質を持っています。生で食べずにスープにすることで、体を冷やしすぎず、潤いを補うことができます。

つくり方動画

主菜　気を補う　血を補う　潤いを補う　気を巡らせる　アンチエイジング

トマトと牛肉の炒め物

材　料（2人分）

トマト……200g
牛こま切れ肉……200g
パクチー……3～4枚
ゴマ油……大さじ1
牛肉下味用
- 酒…… 大さじ1
- 塩……ふたつまみ
- 小麦粉…… 大さじ1

合わせ調味料
- オイスターソース…… 小さじ2
- しょうゆ…… 小さじ2
- みりん……大さじ1
- 砂糖……小さじ1/2
- コチュジャン……小さじ1/2
- ニンニクすりおろし……小さじ1/2

薬膳効果

【トマト】 体の熱を取り、暑熱を払う。潤いを補う。胃の調子を整える。リコピンには抗酸化作用、アンチエイジング作用がある。

【牛肉】 気と血を補う。足腰が弱ってだるい時に。病後や疲労で体力低下した時。めまいやむくみがある時に。滋養強壮。

【パクチー】 風邪予防。気を巡らせる。発散解毒作用。食べ過ぎによる消化不良や胃痛に。腹部膨満感に。

つくり方

1 トマトは食べやすい大きさのくし形に切る。パクチーは粗みじんにする。合わせ調味料の材料を混ぜ合わせる。

2 牛肉は食べやすい大きさに切り、塩と酒を振り、小麦粉をもみ込んでおく。

3 フライパンにゴマ油を入れ中火で熱し、牛肉を入れて炒める。火が通ったら強火にしてトマトを加え、ざっと混ぜたら鍋肌から合わせ調味料を回し入れ、とろりとするまで炒める。

4 器に盛り、パクチーをのせる。

牛肉とトマトで

さっぱりしっとり、元気百倍！

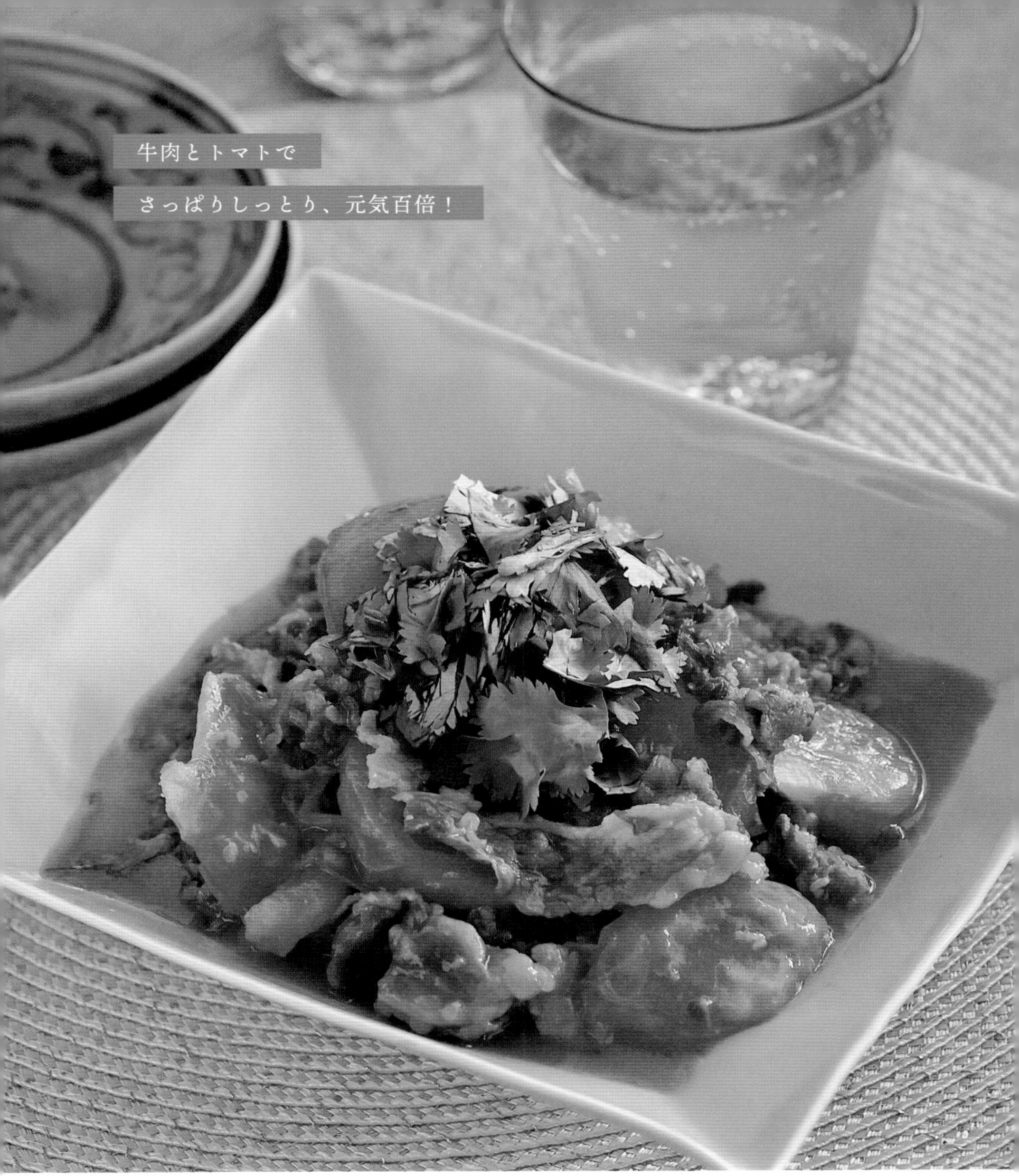

ポイント

トマトは仕上げに入れてさっと炒めればさっぱりと、よく炒めて火を通せばとろりとします。どちらもお好みで。

アレンジ

パクチーのかわりに長ネギ、シソ、ミツバ、セリなどを使っても。いずれも気を巡らせる香味野菜です。

つくり方動画

主食

水分代謝を整える

トウモロコシごはん

材　料（3～4人分）

トウモロコシ……2本

米……2合

塩昆布……20g

新ショウガ……40g

酒……大さじ1

塩……少々

薬膳効果

【トウモロコシ】 むくみをとる。体にこもる熱を取る。排尿を整える。動脈硬化予防に。

【ショウガ】 風邪予防。胃の冷えによる痛みに。食欲不振に。吐き気がある時に。

【昆布】 体にこもる熱を取る。むくみを取る。

つくり方

1 米はといでザルに上げておく。トウモロコシは粒を芯から包丁で切るように外す。ショウガは千切りにする。

2 炊飯器に米、酒、塩を入れ、水を2合の目盛まで入れる。トウモロコシの粒と芯、塩昆布、ショウガを入れて炊く。

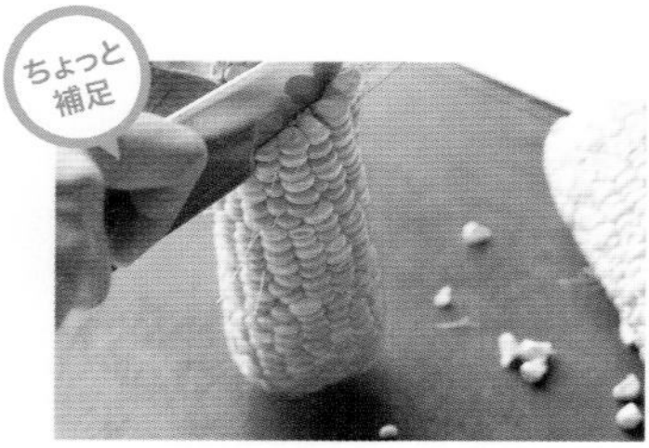

トウモロコシは包丁で粒を外します

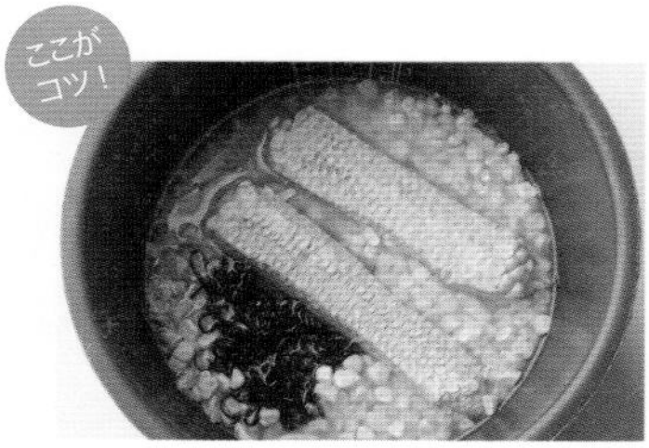

炊く時には芯も一緒に炊きます。よいだしと香りが出て、おいしく炊き上がりますよ

つくり方動画

ポイント

ショウガは細めの千切りにすると辛味がマイルドになり食べやすくなります。

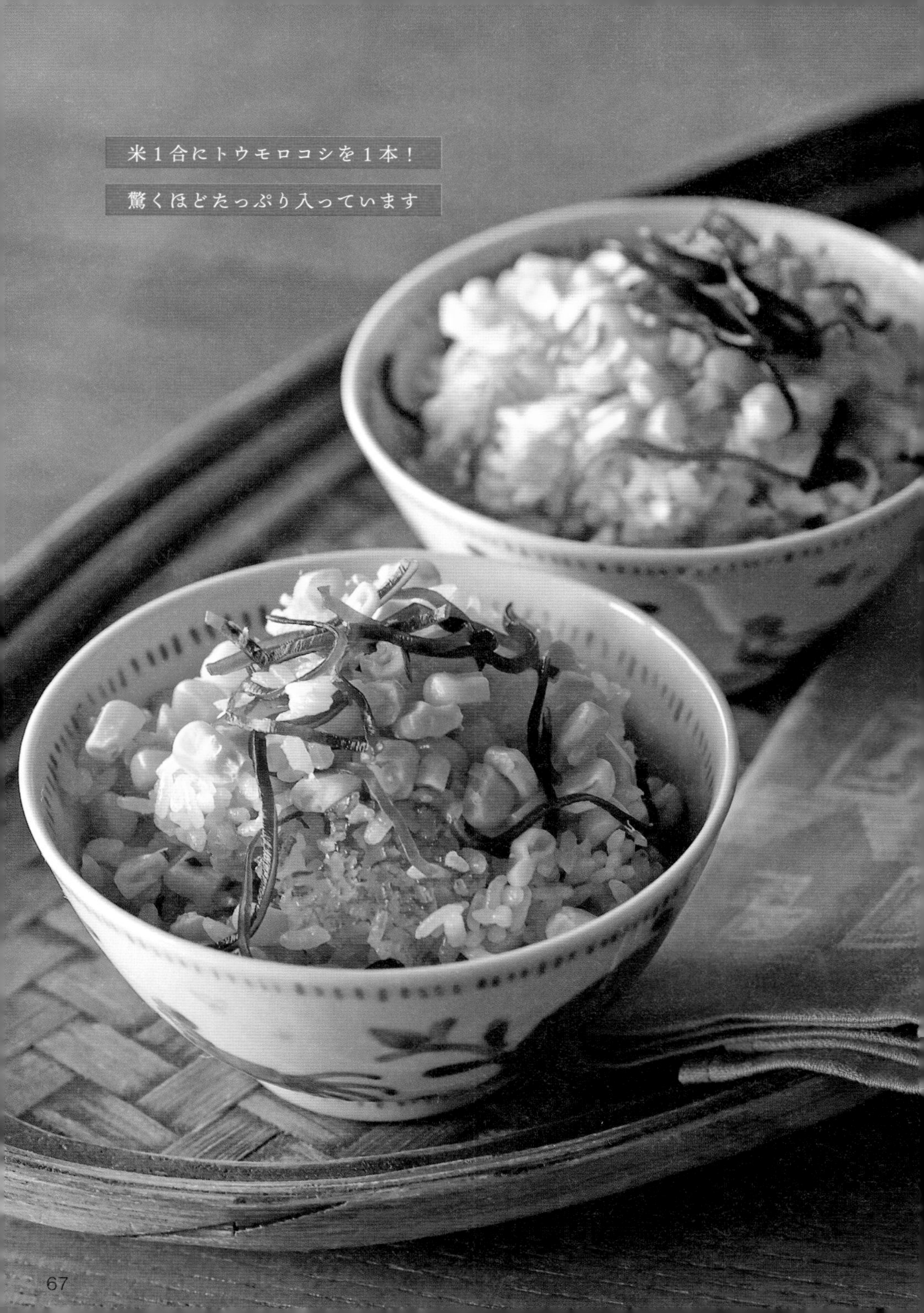

米1合にトウモロコシを1本！
驚くほどたっぷり入っています

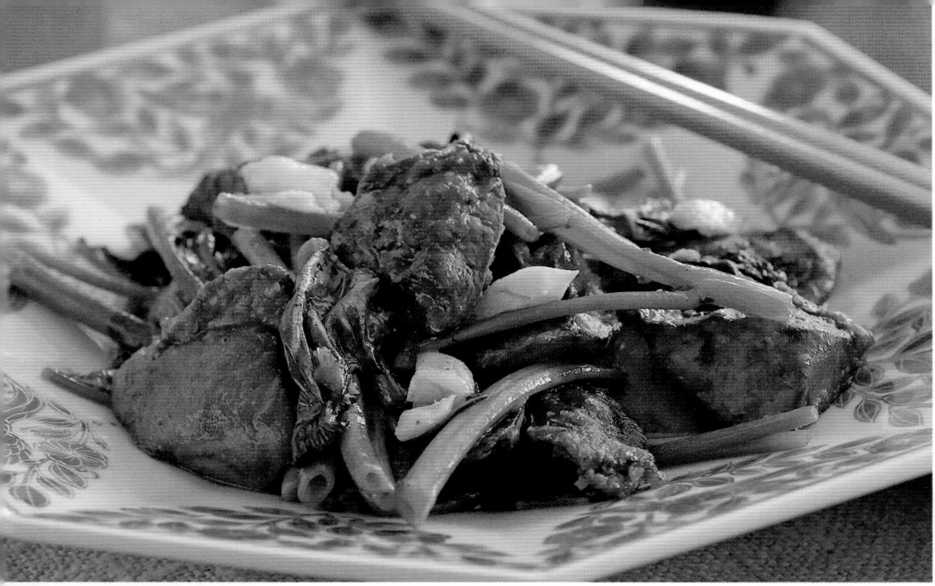

主　菜

気を補う　血を補う

鶏レバーと空芯菜の炒め物

材　　料（つくりやすい量）

鶏レバー……200g
空芯菜（ニラや小松菜などでもよい）……１束
ニンニク……１かけ
牛乳……大さじ３
レバー下味
　しょうゆ……大さじ１
小麦粉……大さじ２～３
合わせ調味料
　しょうゆ……大さじ 1/2
　酒……大さじ１
　みりん……大さじ１
ゴマ油……大さじ２
塩……小さじ 1/3
コショウ……適量

つくり方

1 鶏レバーは一口大に切り、牛乳に５分つけてから拭き取る。下味のしょうゆをもみ込み、さらに５分つけて拭き取り、小麦粉を薄くまぶす。

2 空芯菜は 5cm の長さに切り、茎と葉を分けておく。ニンニクはたたきつぶしておく。

3 フライパンを温めゴマ油をひき、ニンニクを入れる。

4 中火で鶏レバーを両面焼いて火を通し、取り出す。

5 ４のフライパンに空芯菜の茎を入れ炒める。しんなりしたら鶏レバーを戻し入れ、合わせ調味料と塩を加えて強火で炒める。

6 水気がなくなってきたら葉を加え、炒め合わせる。

7 コショウを振り、皿に盛りつける。

薬膳効果

【鶏レバー】 血を補う。血の不足による貧血、視力低下、夜盲症に。肌や髪の艶に。

【空芯菜】 血の流れを整える。腫れ物や湿疹を和らげる解毒作用。お通じを整える。

【ニンニク】 気の巡り、水の巡りをよくする。消化吸収を促進する。胃の腑を温める。独特の匂いのもとであるアリシンには疲労回復の効果がある。

つくり方動画

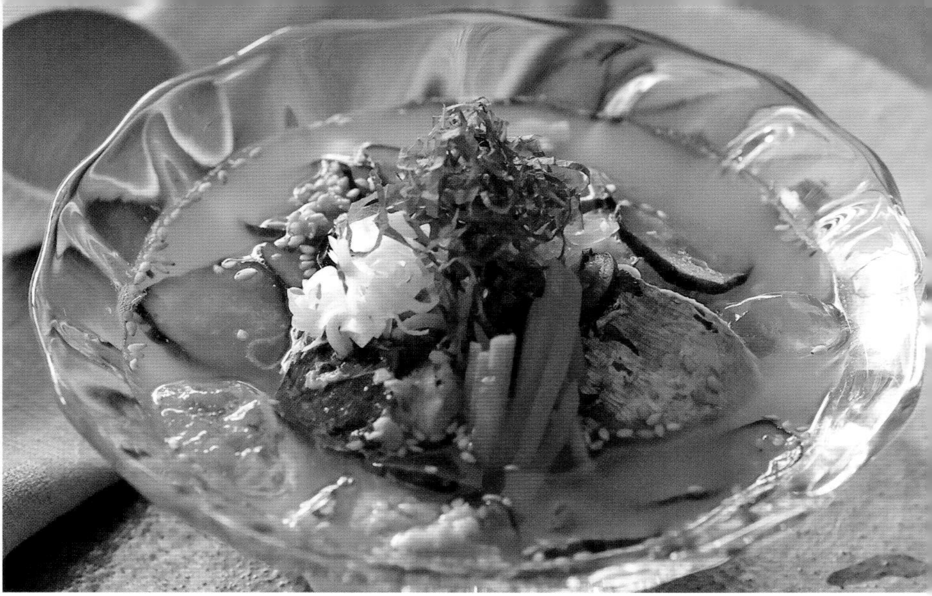

汁物

気を補う　血を補う

サバ缶でつくる温活薬膳冷や汁

材料（つくりやすい量）

サバ水煮缶……1 缶（100g）
シソ……2 枚
ミョウガ……1 個
長ネギ……20g
キュウリ……1/2 本
いり白ゴマ……大さじ 1
紅ショウガ……少々
だし……400ml
みそ……大さじ 2 〜 3
コチュジャン……小さじ 1/2
オートミール……30g
水……45ml

つくり方

1 みそにコチュジャンを混ぜて、アルミホイルに 7mm 厚くらいに塗る。トースターかグリルで表面に焦げ目をつける。

2 シソとミョウガと長ネギは小口切りにする。

3 キュウリは極薄切りにして塩もみをし、水が出たらギュッと絞る。

4 ボウルに 1 とだし、サバ缶を汁ごと入れてよく混ぜ、3 を加える。

5 耐熱ボウルにオートミールと水を入れてなじませ、500W の電子レンジで 1 分〜 1 分 30 秒加熱する。

6 器に 4 と 5 を盛り、シソとミョウガと長ネギをのせ、白ゴマと紅ショウガをあしらう。

★オートミールのかわりにごはんやそうめんでもおいしい。

薬膳効果

【サバ】 気と血を補う。むくみを取る。足腰の衰えに。めまいや物忘れに。青魚の中でも DHA が豊富に含まれる。

【キュウリ】 体の熱を取る。体を潤す。排尿を促す。皮膚の痒みや乾燥に。

【オートミール】 消化不良改善。お通じ改善。

【みそ】 気を補い消化を促進する。火照りを冷まし、デトックスの効果も。

つくり方動画

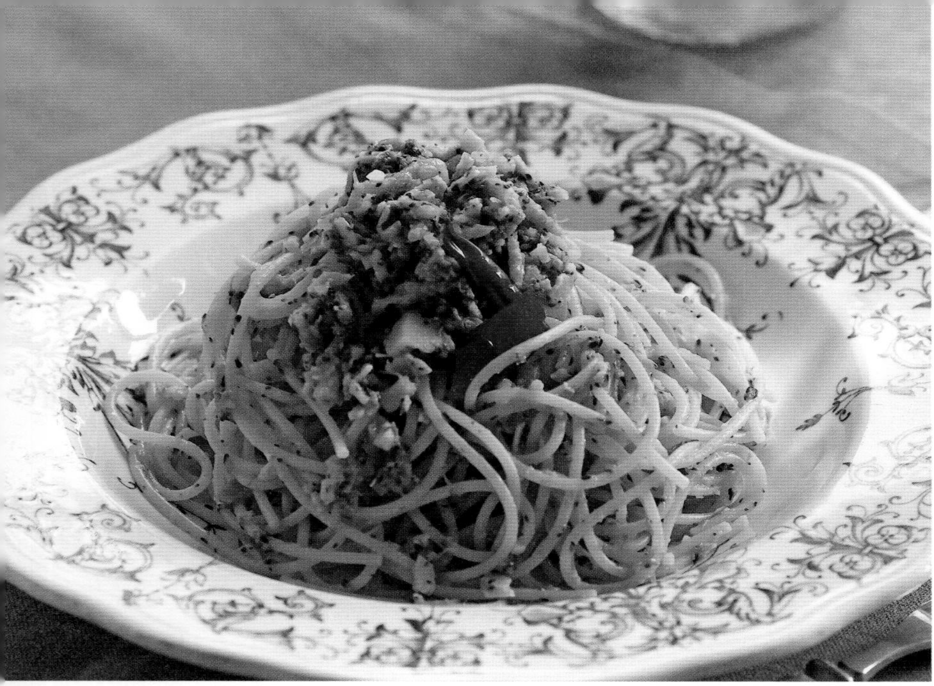

主　食

気を補う

ブロッコリー丸ごと消費パスタ

材　　料（2人分）

ブロッコリー……小ぶり1房
ベーコン……60g
ニンニク……1かけ
パスタ（1.7mm）……180g
オリーブオイル……大さじ2
唐辛子……1本
しょうゆ……少々
塩……適量
黒コショウ……少々

つくり方

1 ブロッコリーは適当な大きさの小房に分ける。ベーコンは粗みじんに切る。ニンニクはみじん切りにする。

2 鍋に2ℓの湯を沸かし、湯の重さの1%にあたる20gの塩を入れ、パスタとブロッコリーをゆでる。

3 フライパンにオリーブオイル・ベーコン・ニンニク・唐辛子を入れて火にかけ、炒める。

4 パスタがゆで上がる2分前にブロッコリーだけ網であげて3に加え、ポテトマッシャーで潰しながら混ぜる。

5 4のフライパンにゆで上がったパスタを加え、ゆで汁少々を加えながら和え、しょうゆを加え、味を見て塩で調える。器に盛り、黒コショウを振る。

薬膳効果

【ブロッコリー】 気を補う。胃腸の虚弱に。疲労感がある時にも。
【パスタ（小麦）】 食欲不振に。むくみに。精神不安やイライラを和らげる

つくり方動画

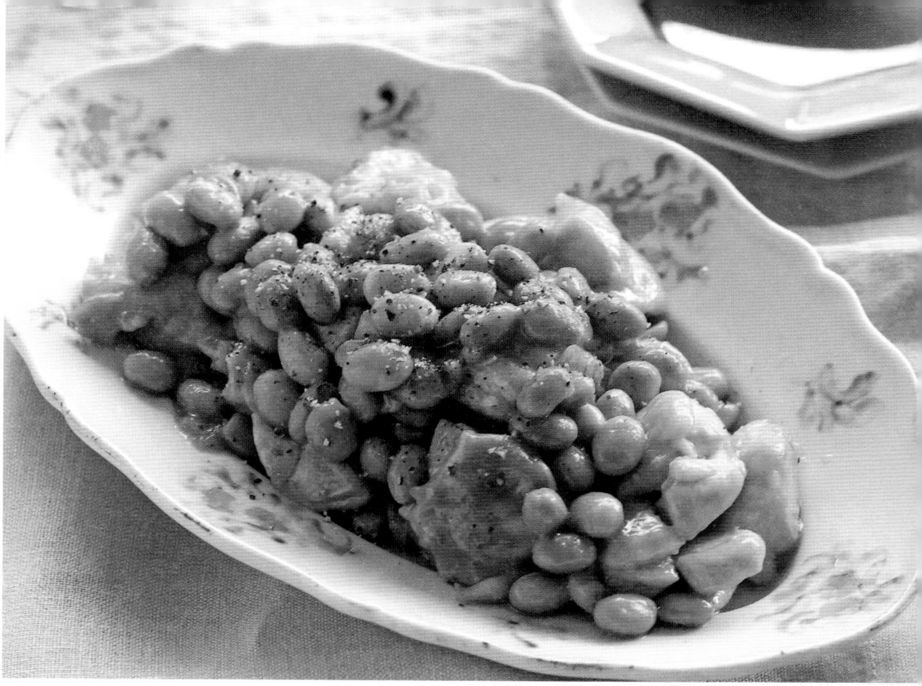

主 菜

気を補う

鶏肉と枝豆の炒め物

材　料（作りやすい量）

鶏もも肉……150 g
鶏肉の下味用
　酒……小さじ 2
　かたくり粉……小さじ 2
枝豆（冷凍でもよい）……100 g
合わせ調味料
　かたくり粉……小さじ 1/2
　酒……小さじ 2
　みりん……小さじ 2
　しょうゆ……小さじ 2
ゴマ油……適量
黒コショウ……少々

つくり方

1 鶏肉は 2cm 角に切り、酒とかたくり粉をもみ込む。枝豆は塩を少々（分量外）加えて下ゆでし、さやから出す。

2 フライパンにゴマ油を入れて火にかけて熱し、鶏肉を炒める。

3 色が変わったら合わせ調味料を回しかけ、枝豆を加え炒め合わせる。器に盛り、黒コショウを振る。

薬膳効果

【鶏肉】気を補い、臓腑を温める。疲労時でも消化吸収がよい。虚弱体質にも。
【枝豆】気と血を補う。疲労感に。むくみをとる。二日酔いにもよい。

つくり方動画

夏の薬膳コラム

トウモロコシのヒゲで夏を乗り切る!?

気候変動の影響なのでしょうか。年々夏の暑さが過酷になっているような気がしますね。一方で冷房が普及しているので、室温と外気温の差に体温調節がついていかず、体調を崩すことも多いようです。

夏の食材といえばトマト、ゴーヤ、なす、セロリ、きゅうりなど。薬膳的には涼性《りょうせい》、寒性《かんせい》といって体にこもった熱を冷ますと言われているものです。夏の邪である暑邪《しょじゃ》のなかで摂るにはふさわしい食材ですが、冷房の効いた室内で、そのまま生野菜のサラダなどにして食べてしまうとむしろ体を冷やしすぎます。そんな時、軽く火を通して食べるのも工夫の一つです。

スープにしたり、炒め物に入れたり。トマトやきゅうり、セロリなど「生で食べるもの」と思い込んでいるような野菜も、強めの火でさっと炒めると、水っぽさが飛んで味が凝縮し、意外なおいしさに驚くと思います。

もう一つの邪である湿邪《しつじゃ》。体内の水の流れが滞り、むくみが出たりします。冷たいものの摂り過ぎも原因の一つです。そんな湿邪の時期におすすめなのが枝豆やインゲン、そら豆などの豆類と、トウモロコシです。

特にトウモロコシのヒゲはおすすめ。ヒゲのついたトウモロコシを見つけたら迷わず買い求め、ヒゲは天日で干して、お茶に加えるととてもおいしいですよ。むくみが気になるとき一年を通して使えます。

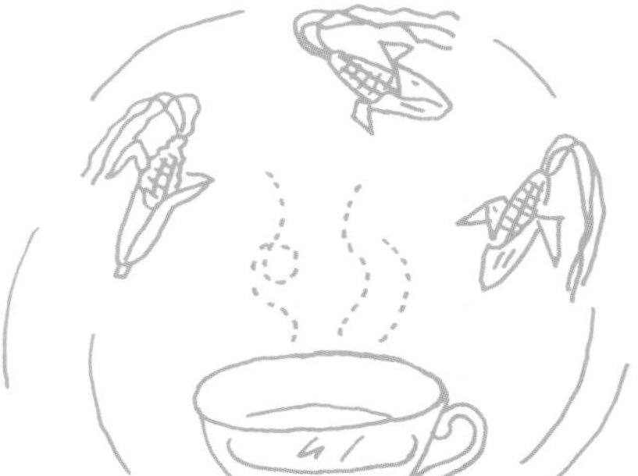

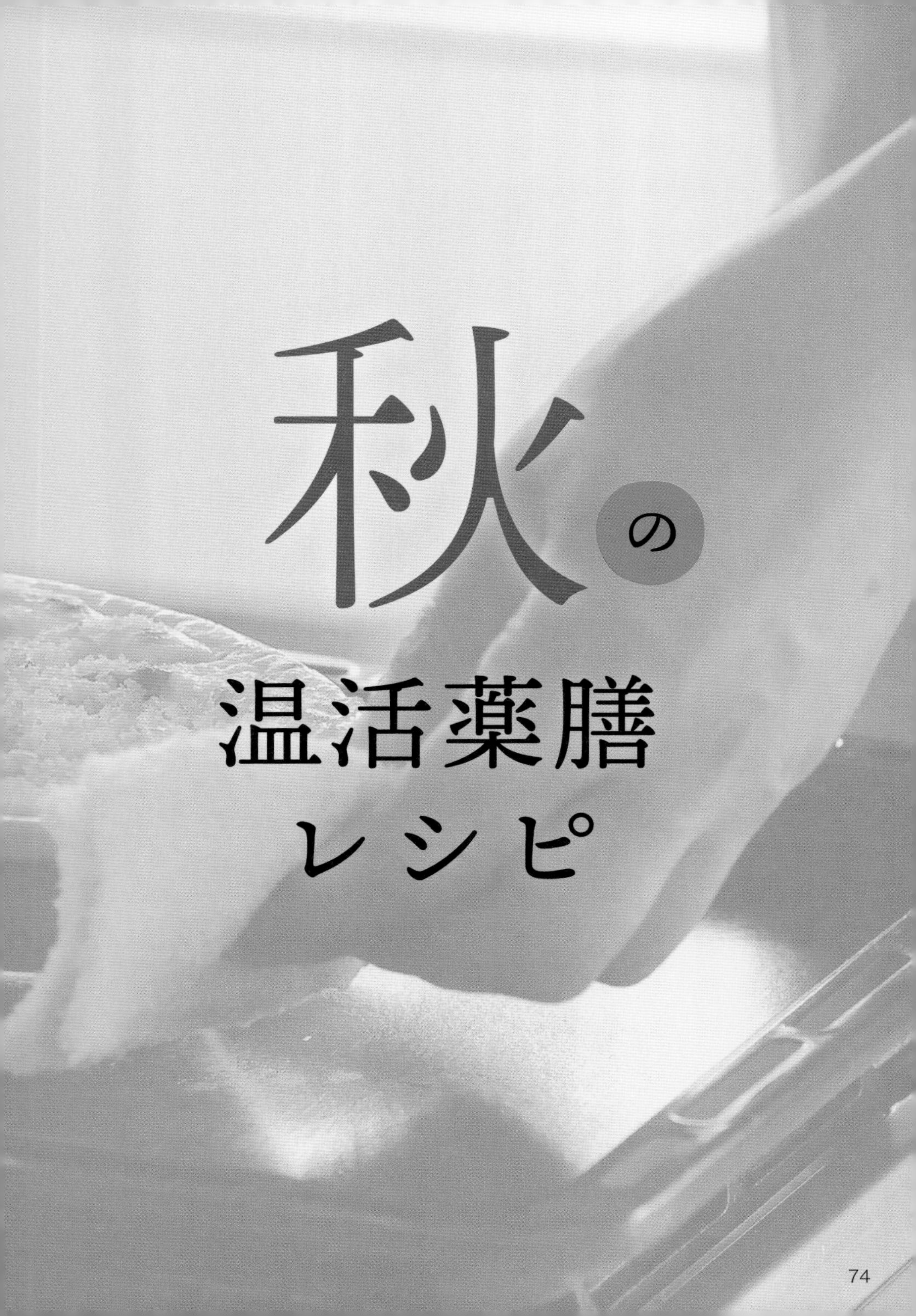

秋の温活薬膳レシピ

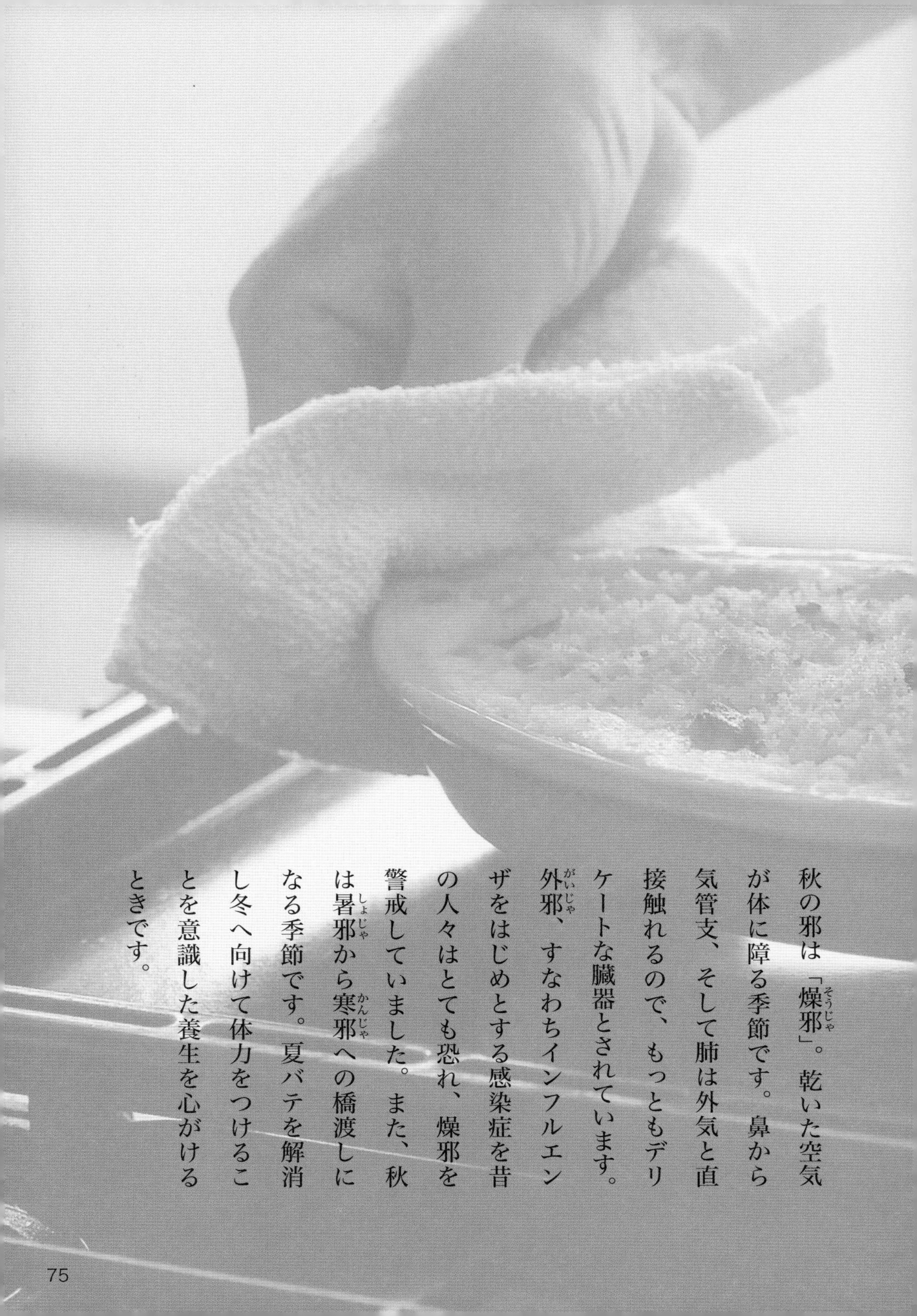

秋の邪は「燥邪《そうじゃ》」。乾いた空気が体に障る季節です。鼻から気管支、そして肺は外気と直接触れるので、もっともデリケートな臓器とされています。外邪《がいじゃ》、すなわちインフルエンザをはじめとする感染症を昔の人々はとても恐れ、燥邪を警戒していました。また、秋は暑邪《しょじゃ》から寒邪《かんじゃ》への橋渡しになる季節です。夏バテを解消し冬へ向けて体力をつけることを意識した養生を心がけるときです。

主 菜

気を補う　臓腑を温める　血を巡らせる

チキンとパプリカの南蛮漬け

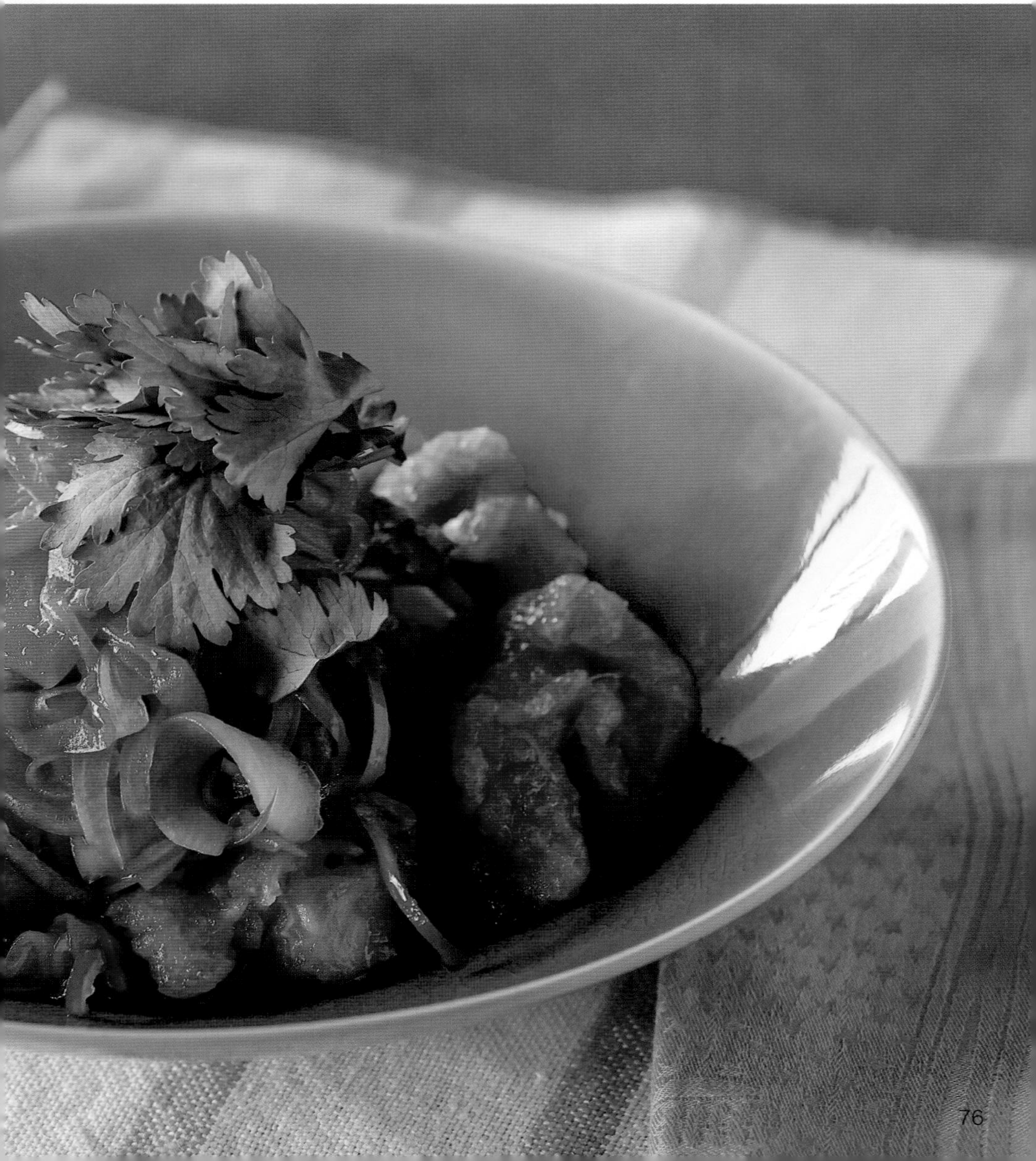

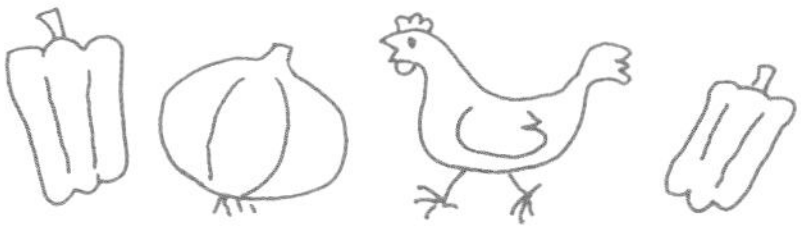

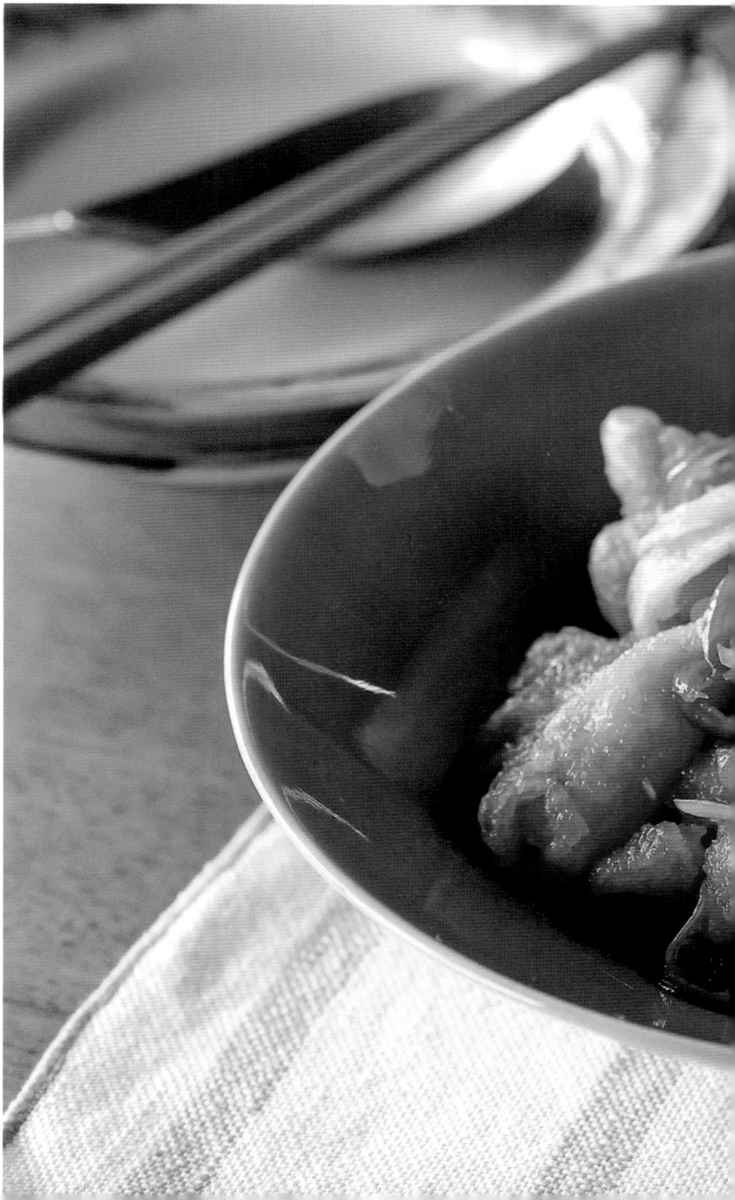

酸味は血行を促します。タマネギ、パプリカ、ピーマンなどの温活野菜もたっぷりの一品です。一晩つけて味がしみるとまた格別なので、つくりおきにもおすすめ。
パンに挟んでサンドイッチにしてもおいしいですよ！

チキンとパプリカの南蛮漬け のつくり方

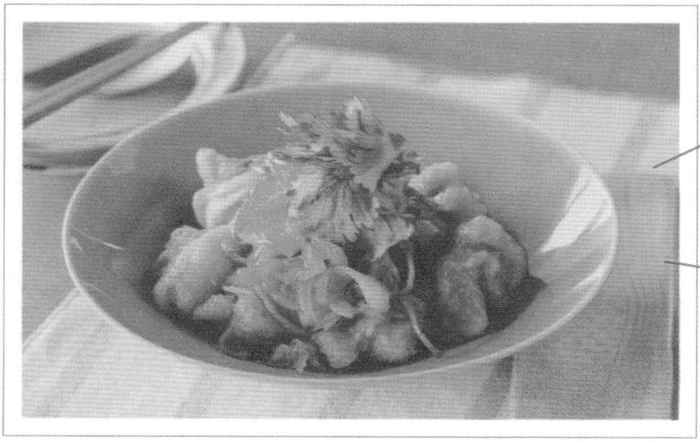

爽やかで
野菜たっぷり！

材　料（つくりやすい量）

鶏もも肉 ……250g
タマネギ……中 1/2 個
パプリカ……中 1 個
ピーマン……2 ～ 3 個
かたくり粉……大さじ 3
塩……少々
揚げ油……適量

A
ぽん酢しょうゆ……100ml
水……60ml
砂糖……大さじ 1
赤唐辛子……輪切りひとつまみ

薬膳効果

【鶏肉】 気を補い、臓腑を温める。疲労時でも消化吸収がよい。虚弱体質にも。

【タマネギ】 気を巡らせる。胃もたれや膨満感に。高血圧や血栓予防に。

【ピーマン】 腹部の冷えをとる。食欲不振や消化不良など胃腸の不調によい。

【酢】 血の巡りを整え血行を促す。食欲不振や消化不良にもよい。

ここがコツ！

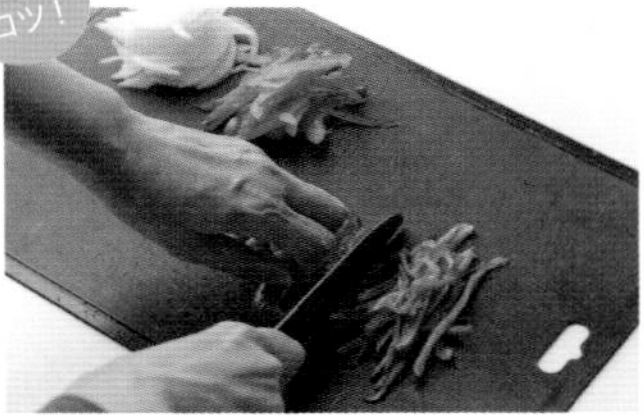

野菜はできるだけ薄く切った方が漬け時間が短くてすみます

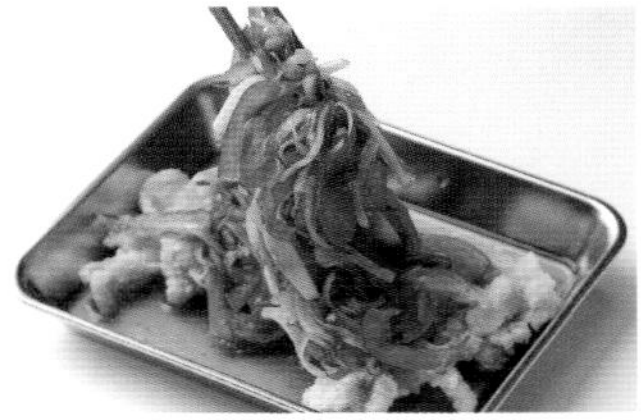

揚げた鶏肉にマリネした野菜をなじませ 20 ～ 30 分。通常より野菜たっぷり

つくり方

1 鶏肉は食べやすい大きさに切り、塩を振り、かたくり粉をまぶして揚げる。

2 タマネギ、パプリカ、ピーマンは千切りにする。

3 2 の野菜を A のマリネ液に漬けてなじませる。

4 1 をバットに入れ、3 をかけ 30 分ほど味をなじませる。器に盛り、好みでパクチーを添える。

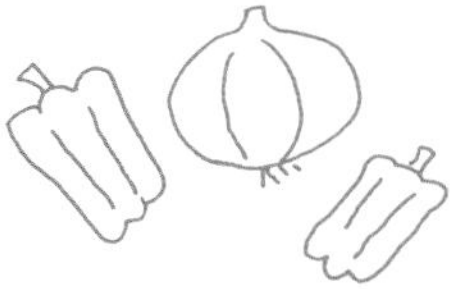

ちょっと補足

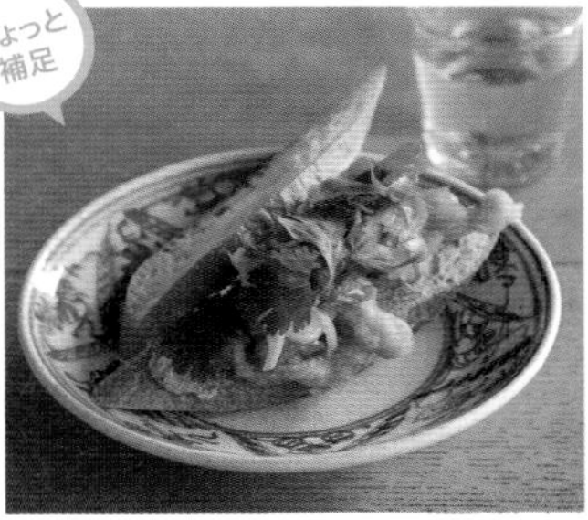

バターとレバーペーストを塗ったパンにレタスやキュウリなどと一緒にはさんだら、ベトナムのサンドイッチ、バインミー風になります

つくり方動画

ポイント

タマネギとピーマン、パプリカは細めの千切りにするとしんなりして食べやすくなります。

主食

気を補う　血を補う　血を巡らせる　気を巡らせる

海鮮ポキボウル

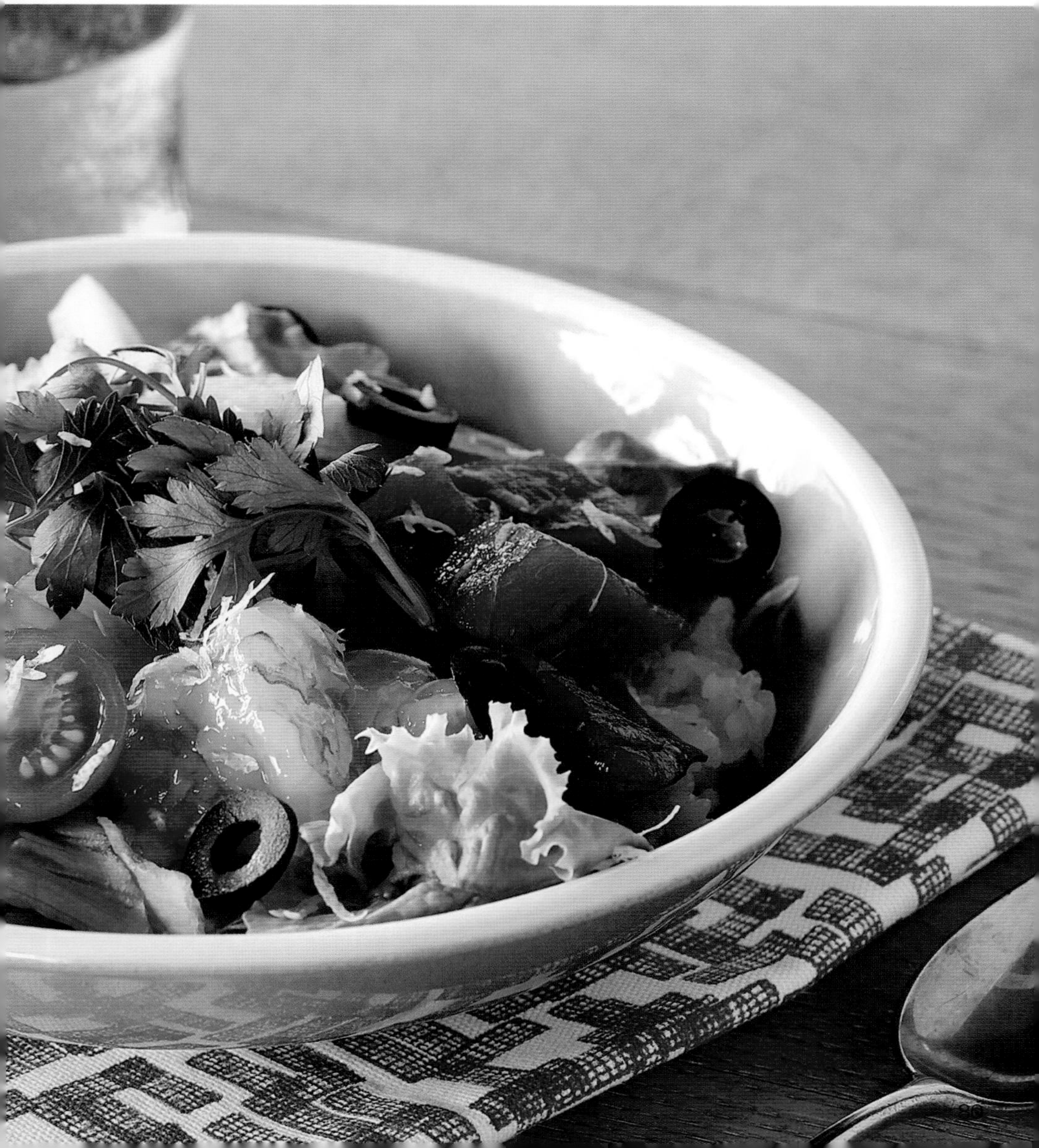

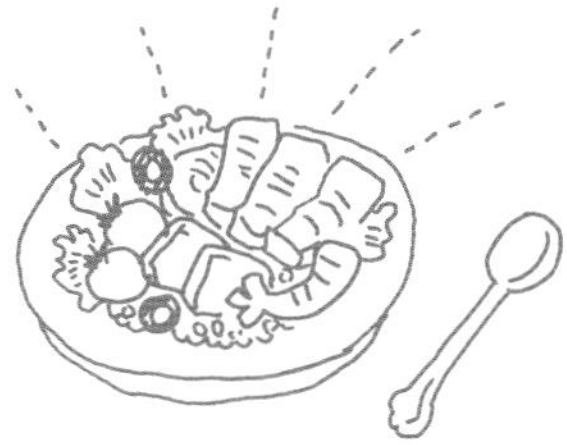

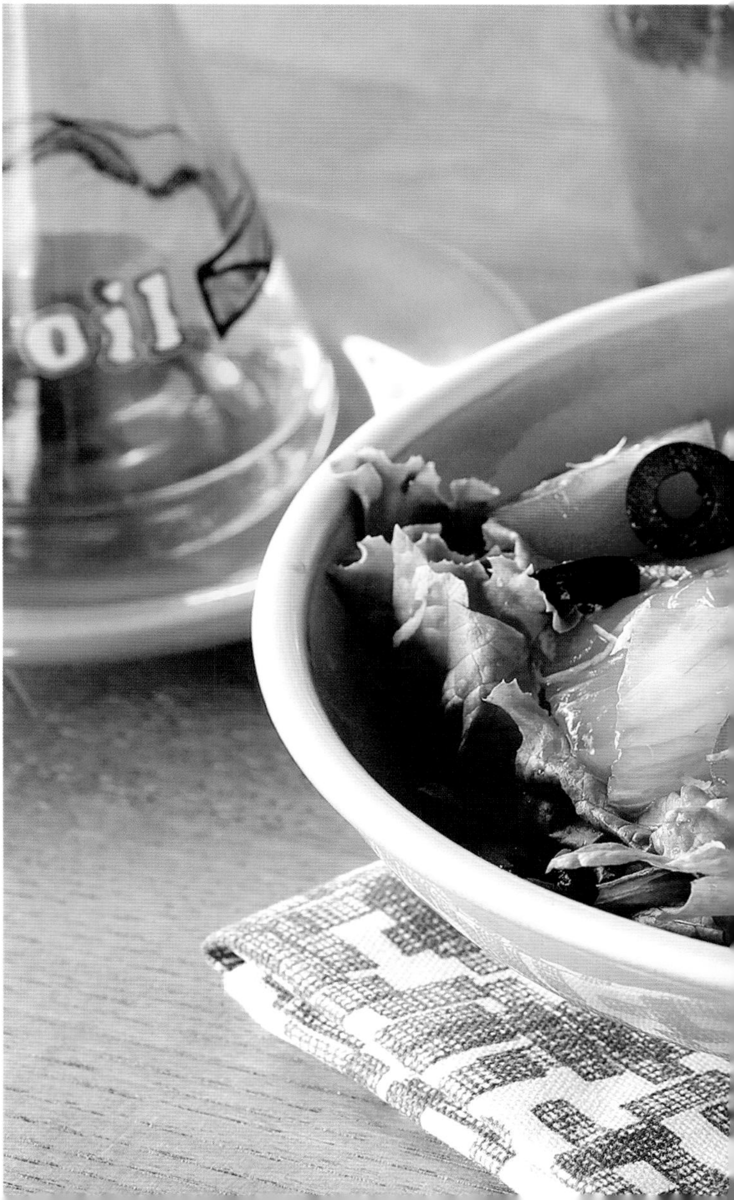

オリーブオイルやレモン、ハーブの香りでいつものお刺し身丼がおしゃれなカフェ風ポキボウルに変身！　刺し身の盛り合わせと市販のすし酢を使ってお手軽につくれて豪華なので、おもてなしにも。

海鮮ポキボウルのつくり方

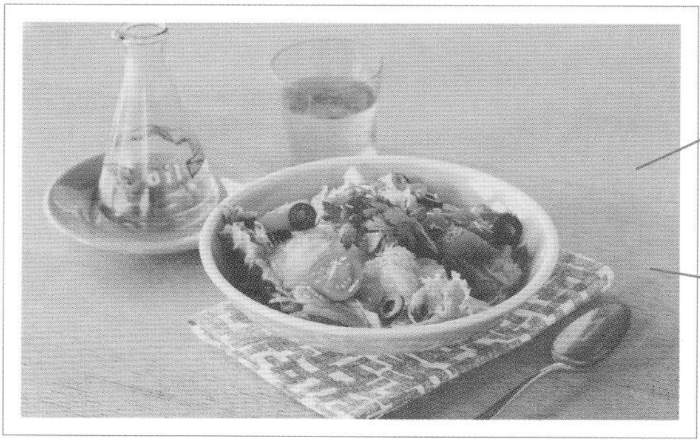

お刺し身が
おしゃれに変身！

材　　料（2人分）

マグロの赤身、タイ、ホタテ、
エビなどの刺し身……２人分

ブラックオリーブスライス、
イタリアンパセリ、レモンの皮……適量

ベビーリーフ……少々

プチトマト……２〜３個

フリルレタス……２〜３枚

しょうゆ……大さじ１

みりん……大さじ１

オリーブオイル……適量

塩……少々

ごはん……350g

市販のすし酢……適量

薬膳効果

【マグロ】気と血を補う。疲労回復、貧血改善、冷えの改善に。

【タイ】気を補う。むくみ改善。母乳不足にも。

【エビ】陽の気を補う。足腰の冷えや手足の痺れに。食欲不振に。授乳時に。赤みのもとであるアスタキサンチンは活性酸素の除去効果がある。

【ホタテ】陰を補い体に潤いをあたえる。豊富に含まれるタウリンには抗動脈硬化、肝臓機能強化が。倦怠感や不安感がある時にも。

【酢】血の巡りをととのえ血行を促す。食欲不振や消化不良にもよい。

【オリーブオイル】喉の痛み、肌の乾燥に。お通じを整える。抗酸化、抗動脈硬化、抗炎症などの効果が。ビタミンＥも豊富。

ちょっと補足

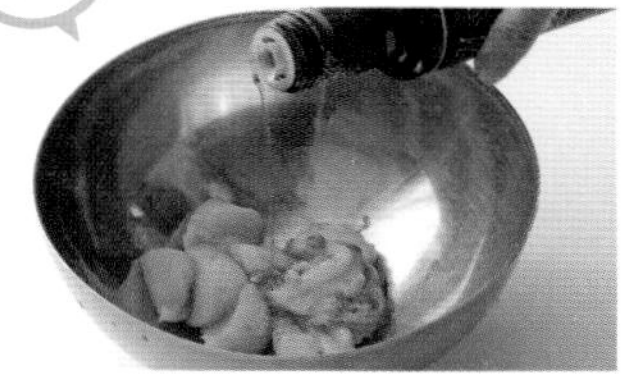

上質のオリーブオイルを使うと味と香りがグレードアップします

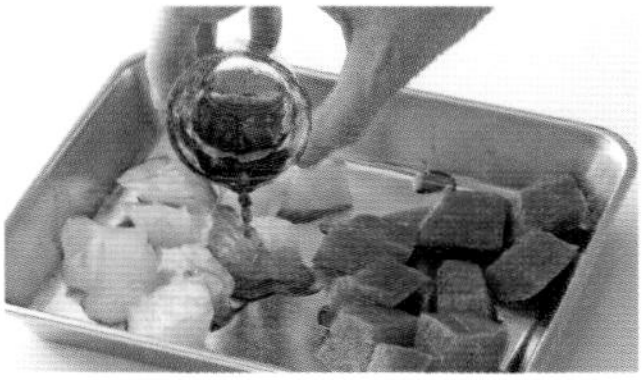

漬けにするので、青魚よりも赤身や白身の魚が合います

ここがコツ!

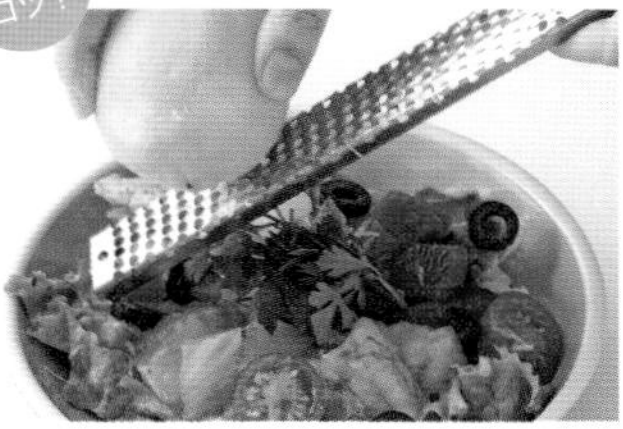

最後にレモンの皮とオリーブオイルで、爽やかさ倍増!

つくり方

1 しょうゆとみりんを大きめの耐熱容器に入れ、600W の電子レンジに 1 分かけて加熱し、アルコール分を煮切る。

2 粗熱をとった 1 にマグロの赤身とタイを 5 分ほど漬け、水気を拭き、オリーブオイルをまぶす。

3 エビやホタテに塩を少々ふり、オリーブオイルをまぶす。

4 フリルレタスとイタリアンパセリは細かくちぎる。プチトマトは食べやすく切る。

5 ごはんに市販のすし酢の表示どおりの量を混ぜる。

6 器にごはん、レタス、ベビーリーフ、刺し身、オリーブを盛りつけ、イタリアンパセリを散らし、レモンの皮を削り入れ、オリーブオイルを回しかける。

アレンジ

オリーブオイルをゴマ油に、しょうゆをナンプラーに、イタリアンパセリをシソにかえると、また味わいが変わります。温泉卵をのせてもおいしいですよ。

つくり方動画

主菜　気を補う　気を巡らせる

お肉ゴロゴロ スコップコロッケ

材　料（つくりやすい量）

豚肉（豚トロ、他の部位でもよい）……150g
タマネギ……1/4 個（80g）
ジャガイモ……250g
バター……10g
生クリーム……大さじ 2
塩……少々
パン粉……適量
オリーブオイル……パン粉の 1/6 の量
しょうゆ……小さじ 2
みりん……小さじ 2
おろしショウガ……小さじ 1/2
ドライパセリ、粉チーズ……各少々

薬膳効果

【ジャガイモ】気を補う。胃の不調を整える。疲労回復時に。

【豚肉】気を補う。陰を補う。血を補う。ビタミン B1 が多く含まれ疲労回復によい。貧血予防に。潤い不足の便秘に。

【タマネギ】気を巡らせる。胃もたれや膨満感に。高血圧や血栓予防に。

つくり方

1 豚肉は 5mm 幅くらいの細切りにする。タマネギはみじん切りにする。

2 ジャガイモは適当な大きさに切り、耐熱のビニール袋に入れて、水大さじ 1（分量外）を振りかけ、600w の電子レンジで 4～5 分加熱する。竹串で刺してかたければ、柔らかくなるまで 30 秒ずつ加熱する。バター、塩少々と生クリームを加えて、好みの滑らかさになるまで潰す。

3 使用するグラタン皿の底を覆うくらいのパン粉を用意し、オリーブオイルをまんべんなく混ぜ、フライパンに移して弱火でこんがり焼き色がつくまで炒める。

4 別のフライパンにオリーブオイル小さじ 2（分量外）を入れて熱し、豚肉とタマネギを炒める。しょうゆ・みりん・おろしショウガを加えて炒める。

5 2 と 4 を混ぜ合わせ、グラタン皿に入れて平らにならし、パン粉を表面に敷き詰める。ドライパセリと粉チーズを振る。

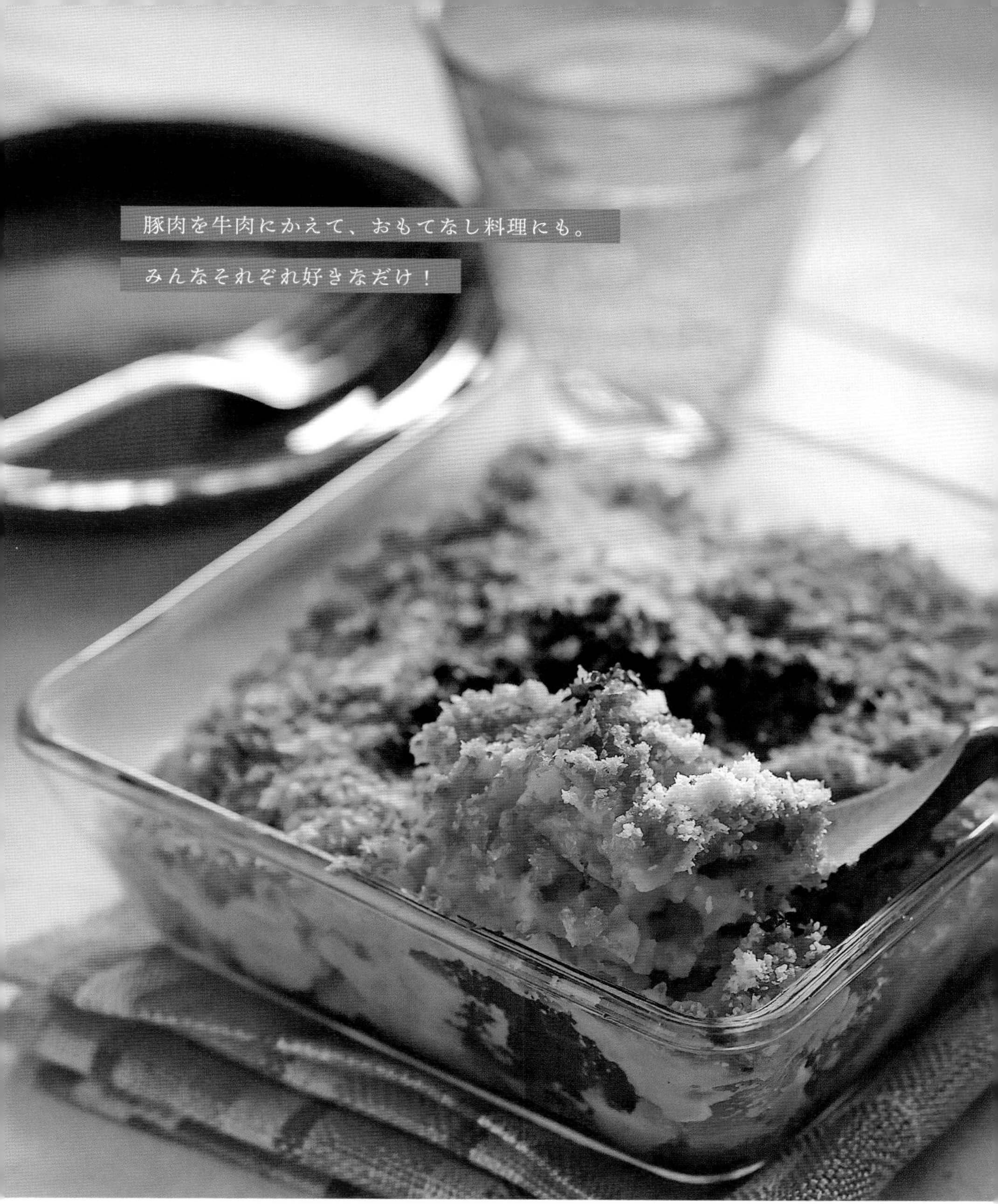
豚肉を牛肉にかえて、おもてなし料理にも。
みんなそれぞれ好きなだけ！

ポイント

汗で潤いを失う夏には気とともに潤いを補う豚肉がおすすめ。ひき肉ではなく細切り肉を使うことで食べ応えもアップ！　揚げていないのでカロリーも控えめです。

つくり方動画

主食

気を補う　潤いを補う　アンチエイジング

カニカマクリームパスタ

材　料（2人分）

パスタ（1.6mm）……160～200g
カニカマ……160g
水煮トマト缶……1缶（380g）
生クリーム……80ml
コンソメスープのもと……小さじ2
砂糖……大さじ1と1/2
しょうゆ……小さじ2
おろしニンニク……小さじ1/2
オリーブオイル……大さじ1
塩……適量
粗びき黒コショウ……少々
イタリアンパセリ……適量
レモン……1/4個適宜

薬膳効果

【カニカマ】気と血を補う。息切れや疲れを感じる時に。二日酔いに。打撲の青あざに。

【トマト】体の熱を取り、暑熱を払う。潤いを補う。胃の調子を整える。リコピンには抗酸化作用、アンチエイジング作用がある。

【生クリーム】気を補う。潤いを補う。肌の乾燥に。お通じを整える。眠れない時にも。

つくり方

1 2ℓの水を鍋に入れ、20gの塩を入れて沸騰させパスタを表示より30秒短い時間でゆでる。

2 カニカマは細かくさき、イタリアンパセリは適当にちぎる。

3 フライパンにオリーブオイルとニンニクを入れて火にかけ、香りが立ったら水煮トマト缶を潰しながら入れ、砂糖、しょうゆ、コンソメスープのもとを加えてとろりとするまで煮詰める。カニカマ、生クリームを入れてひと煮立ちさせたら火を止め、味を見て塩で調える。

4 3にゆで上がったパスタを入れてあえる。皿に盛りつけてオリーブオイルを回しかけ（分量外）、粗びき黒コショウを振り、イタリアンパセリをのせる。好みでレモンをそえる。

つくり方動画

ポイント

カニカマの原料はおもに「タラ」です。カニは体をとても冷やすのでカニカマで代用します。お財布にも優しいですよね。

クリーミーでさわやか、

カニカマでちょっぴりリッチな味わい

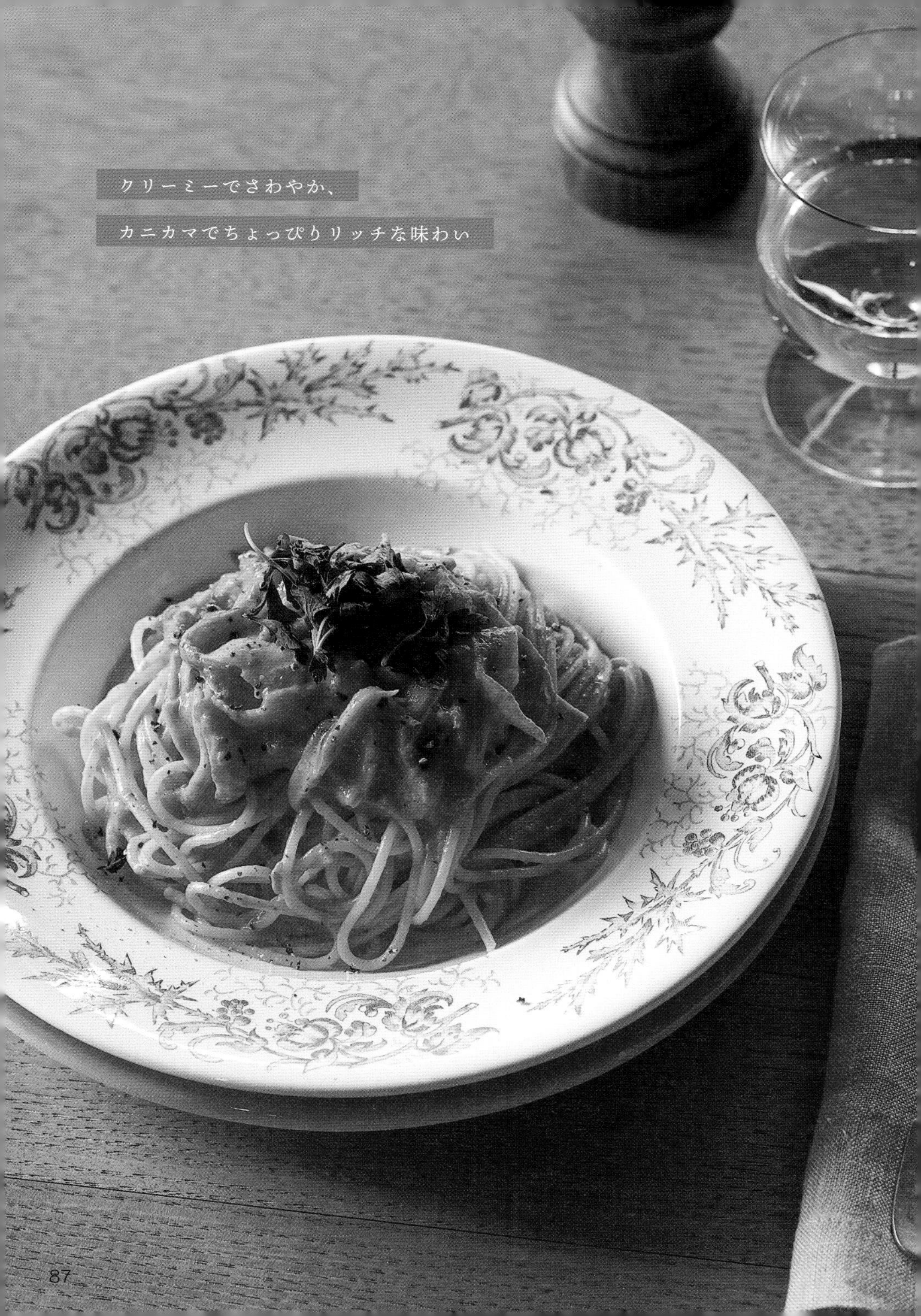

主菜

気を補う　臓腑を温める

カレーチキンナゲット

材　　料（2～3人分）

鶏ももひき肉……300g
パクチー……10g
溶き卵……1/2個分
塩……小さじ1/2
しょうゆ……小さじ1
カレー粉……大さじ1
かたくり粉……大さじ1
揚げ油……適量

薬膳効果

【鶏肉】気を補い、臓腑を温める。疲労時でも消化吸収がよい。虚弱体質にも。

【パクチー】風邪予防。気を巡らせる。発散解毒作用。食べ過ぎによる消化不良や胃痛に。腹部膨満感に。

つくり方

1 ボウルにひき肉、溶き卵、塩、しょうゆ、カレー粉、かたくり粉を入れて、よく練り混ぜる。パクチーを適当な大きさにハサミで切りながら入れて、ざっくり混ぜる。

2 フライパンに1cmくらいの深さに油を入れ、熱する。

3 1を直径4cmくらいの小判形にして入れ、時々返しながら、火が通って表面がカリッとするまで揚げる。

ちょっと補足

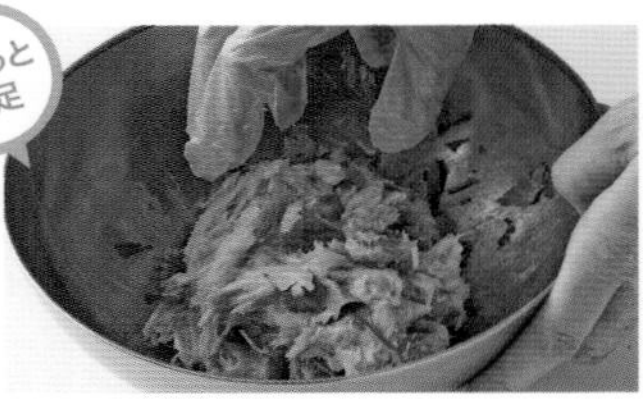

パクチーは、ハサミで切りながら入れると手間がはぶけます

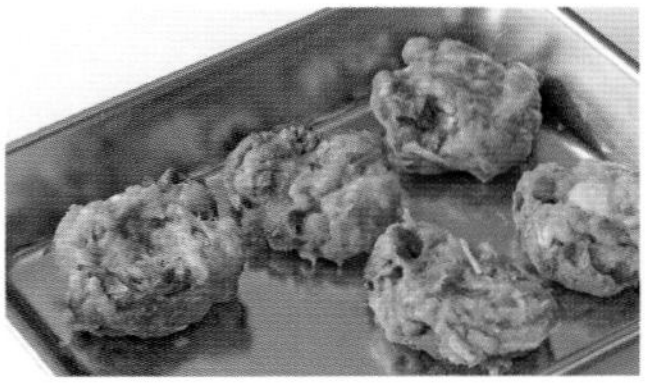

真ん中を少しくぼませると、きれいな形に揚がります

アレンジ

鶏もも肉を鶏胸肉にかえると大幅にカロリーダウン。パクチーのかわりにシソやミツバでもおいしくできますよ。レシピではカレー粉の量が少し控えめですので、お好みで調整してください。

つくり方動画

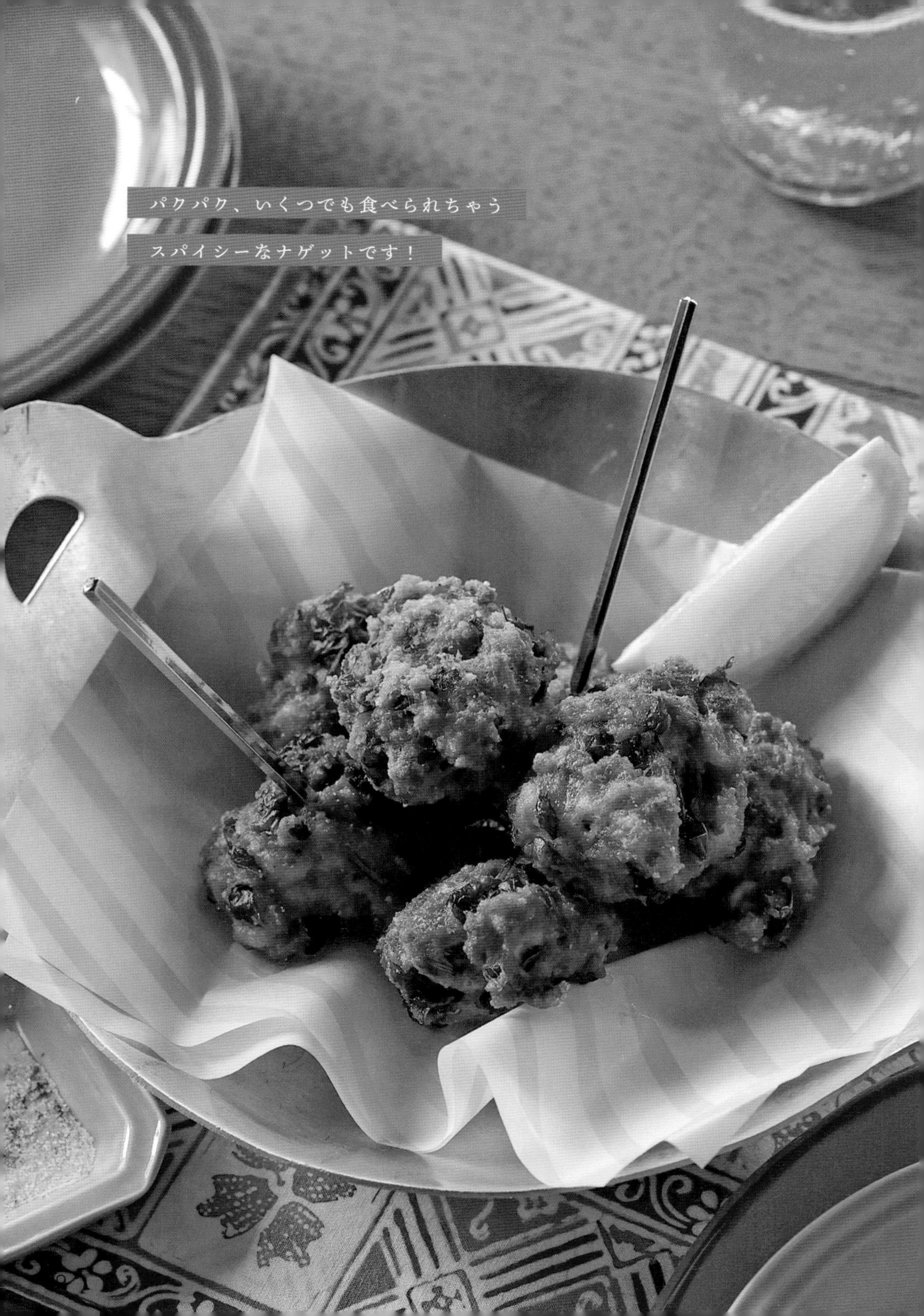

パクパク、いくつでも食べられちゃう
スパイシーなナゲットです！

副菜

気を補う　臓腑を温める

サーモンのなめろう

材　料（つくりやすい分量）

サーモン刺し身……120g
プロセスチーズ……30g
長ネギ……20g
みそ……小さじ 1 と 1/2
薄口しょうゆ……小さじ 1
ワサビ……少々
カイワレ……少々
フランスパン……適宜
オリーブオイル……適宜
粗びき黒コショウ……適宜

薬膳効果

【サーモン】胃の腑を温める。冷えによる胃痛に。疲労回復に。むくみ解消にも。身の色の元であるアスタキサンチンには抗酸化力がある。

【チーズ】陰を補う。皮膚が乾燥して痒みがあるときなど。潤い不足による便秘に。

つくり方

1 サーモンは 1cm 角くらいに切る。プロセスチーズは 7mm 角に切る。長ネギはみじん切りにする。

2 まな板に、サーモン、長ネギ、みそ、しょうゆ、ワサビをのせ、包丁で叩きながら混ぜ合わせる。

3 チーズを加えて混ぜ、器に盛り、カイワレをあしらう。

★フランスパンにのせて、オリーブオイルをかけ黒コショウを振るとワインにぴったりのカナッペに。

ちょっと補足

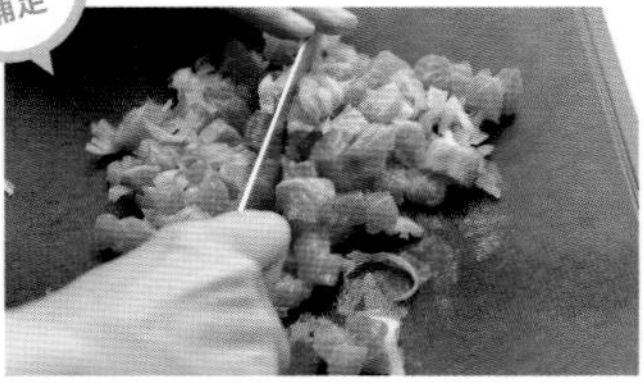

叩く加減はお好みで。叩くほどねっとりした食感になります

つくり方動画

ポイント

同じ発酵食品であるチーズとみそは相性抜群。サーモンにうま味を加えてくれますよ。

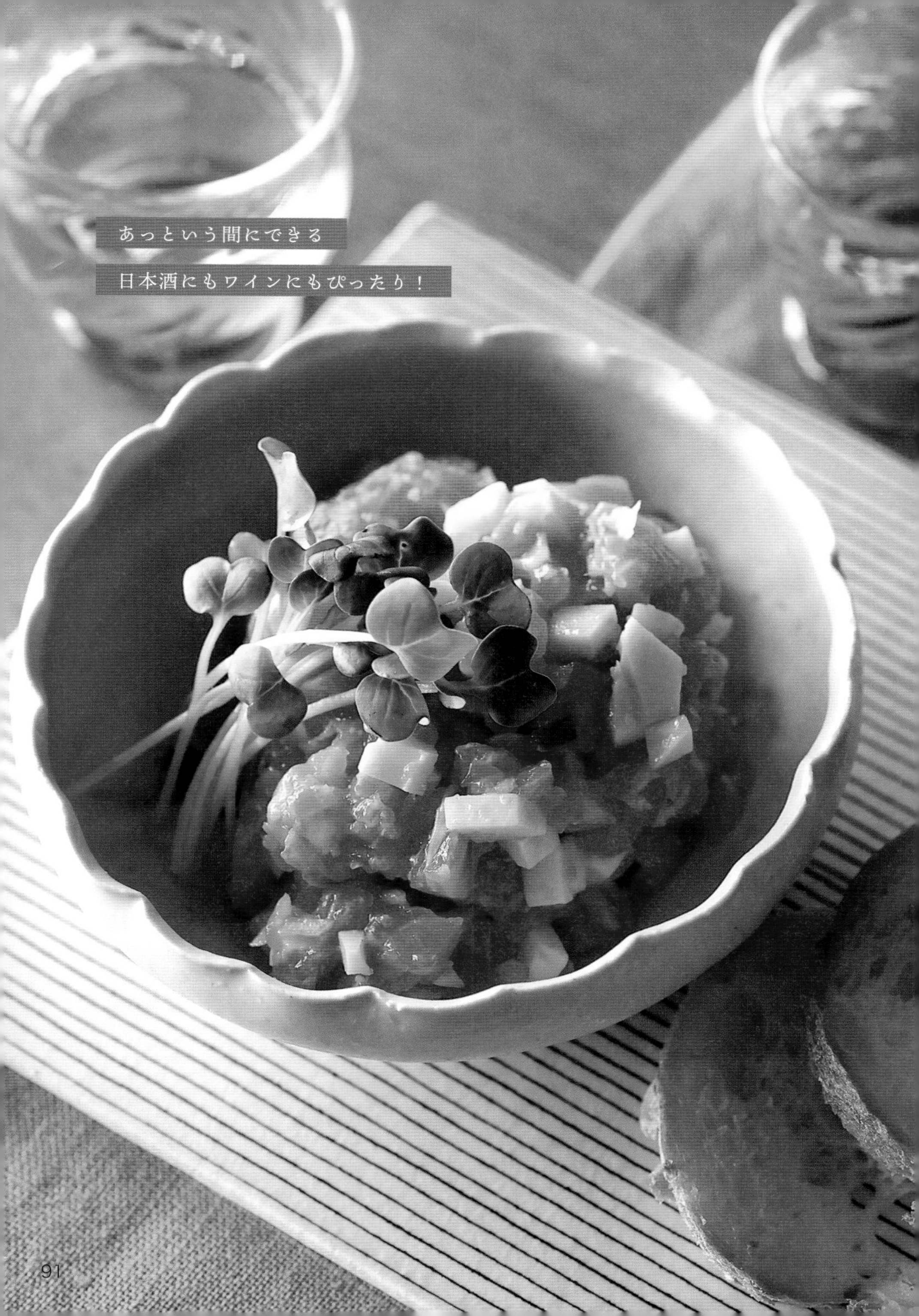
あっという間にできる
日本酒にもワインにもぴったり！

副菜　水の流れを整える

ゴボウのから揚げ

材　料（つくりやすい分量）

ゴボウ……１本
おろしショウガ……小さじ 1/2
しょうゆ……大さじ１
みりん……大さじ１
かたくり粉……大さじ３
揚げ油……適量
コショウ……少々
パセリ……少々

薬膳効果

【ゴボウ】お通じを整える。むくみをとる。肌荒れを和らげる。喉の腫れにも。

つくり方

1 ゴボウは鍋に入るくらいの大きさに切り、適当に割れ目が入るように麺棒などで叩く。

2 ビニール袋にゴボウ、しょうゆ、みりん、おろしショウガを入れて15 分おく。

3 袋からゴボウを取り出し、かたくり粉をまぶす。

4 160 ～ 170℃くらいの油で、カラリとなるまで揚げる。

5 器に盛り、コショウと刻んだパセリを振る。

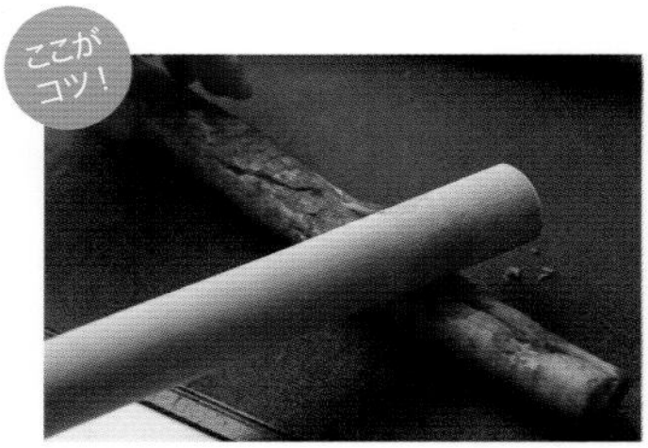

包丁で切りそろえずに、あえて叩きゴボウにして食感を楽しみます

つくり方動画

ポイント
ゴボウは温活薬膳的には体を冷やすのですが、豊富な食物繊維は摂りたいもの。揚げることで体を温めながら摂れるようにしました。

見た目のインパクト大！

パリパリ、ポリポリ、食物繊維がおいしくたっぷり摂れる！

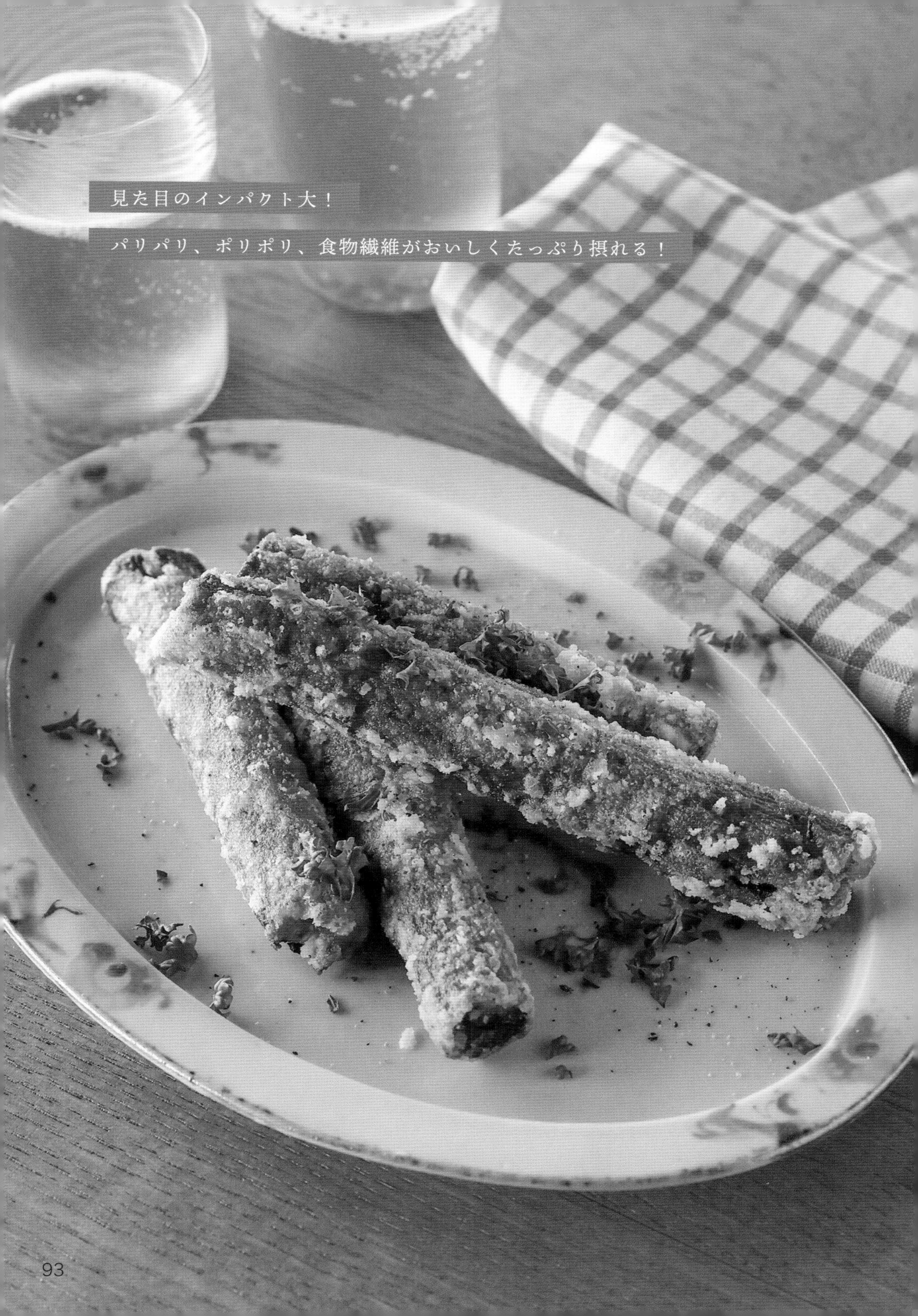

主菜

気を補う　潤いを補う

サトイモと鶏肉のみそグラタン

材　　料（2 人分）

サトイモ……300g
鶏もも肉……100g
長ネギ……1/2 本
ホワイトソース缶
……1/2 缶（150g）
白みそ……小さじ 2
豆乳……100 ～ 150ml
パン粉……適量
粉チーズ……適量
ゴマ油……適量
ドライパセリ……適量

薬膳効果

【サトイモ】 胃腸を整え消化を助ける。お通じを整える。

【鶏肉】 気を補い、臓腑を温める。疲労時でも消化吸収がよい。虚弱体質にも。

【長ネギ】 風邪予防。発汗作用により悪寒を払う。冷えによる腹痛に。食欲不振に。

【みそ】 気を補い消化を促進する。火照りを冷まし、デトックスの効果も。

【豆乳】 潤いを補う。ドライマウスや喉の痛みに。むくみに。利尿作用も。産後の体力回復にも。

つくり方

1 サトイモはよく洗い、耐熱容器に入れラップをかけ、600W の電子レンジで 7 ～ 8 分加熱する。皮をむき、一口大に切る。

2 長ネギは 3cm の長さに切る。鶏肉は 2cm 角に切る。フライパンで鶏肉と長ネギを焼く。

3 ボウルにホワイトソース、白みそ、豆乳を入れてよく混ぜる。

4 耐熱皿にサトイモ・鶏肉・長ネギを並べ、3 をかけ、パン粉と粉チーズを振り、ゴマ油を回しかけて、トースターでこんがりと焼き色がつくまで焼く。

5 ドライパセリを振る。

アレンジ

バターを使わないヘルシーなレシピです。白みそは普通のみそより塩分が少なくうま味が強いみそです。チーズやヨーグルトと合わせてもおいしいソースになりますよ。

つくり方動画

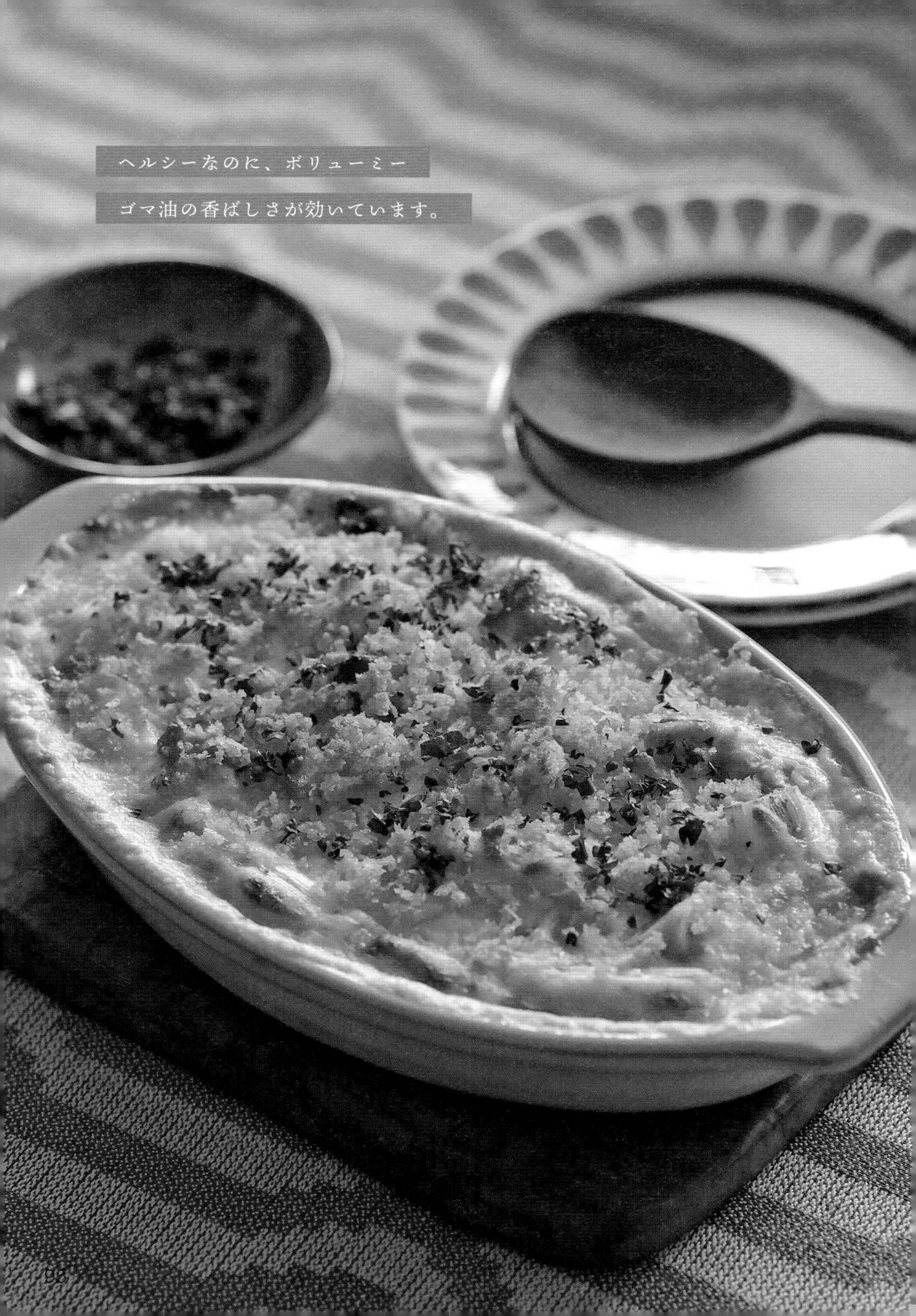

ヘルシーなのに、ボリューミー

ゴマ油の香ばしさが効いています。

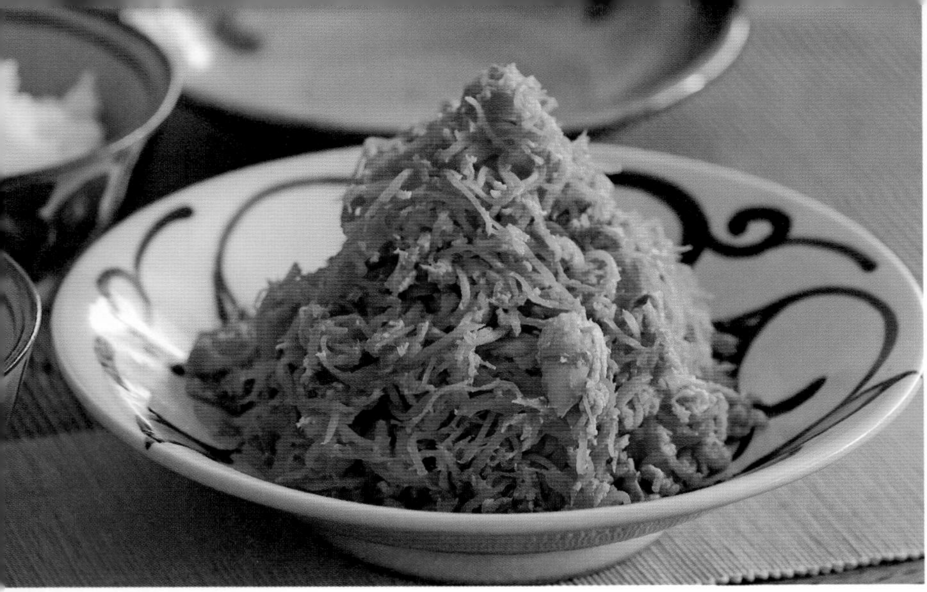

副　菜

気を補う　血を補う

ニンジンしりしり

材　料（つくりやすい量）

ニンジン……１本（200g）
卵……１個
ツナ缶……１缶（100g）
ゴマ油……大さじ１
しょうゆ……大さじ１
みりん……大さじ１
砂糖……小さじ１
カツオ節……5g
塩……少々

つくり方

1. ニンジンはできるだけ細切りにする。卵は溶いておく。
2. フライパンにツナ缶の油・ゴマ油を入れて熱し、ニンジンを入れてしんなりするまで炒める。
3. ツナを加えて炒め、しょうゆ・みりん・砂糖を入れて炒める。
4. 卵を加えて炒め、カツオ節を入れてざっと混ぜ合わせ、汁気がなくなるまで炒める。味を見て塩で調える。

薬膳効果

【ニンジン】血と潤いを補う。消化不良や食欲不振に。血の不足によるドライアイや目のかすみに。肝機能を強化するβカロテンが豊富に含まれる。

【ツナ缶（カツオ）】気と血を補う。胃腸を整える。疲労回復に。

【卵】潤いを補う。血を補う。空咳や喉の痛みに。不安感や寝つきが悪い時にも。

つくり方動画

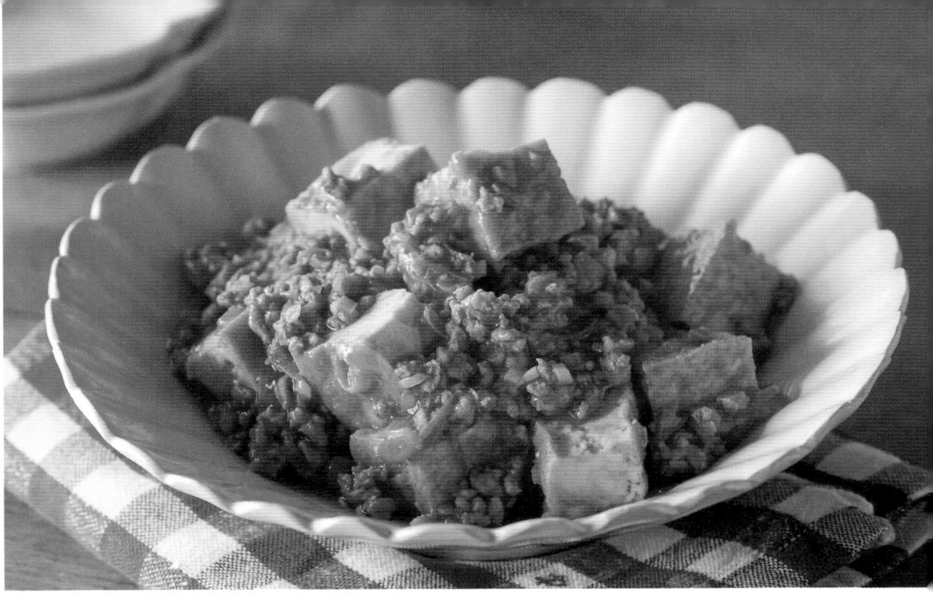

主菜

気を補う　潤いを補う

厚揚げ麻婆豆腐

材　　料（2人分）

鶏ひき肉……200g
厚揚げ……250g
長ネギ……1/2本
ニンニク……2かけ
トウバンジャン……小さじ1
テンメンジャン……大さじ1
酒……大さじ1
しょうゆ……小さじ1
オイスターソース……小さじ2
中華スープのもと……小さじ2
水……1カップ
かたくり粉……大さじ1
（同量の水で溶いておく）
花椒（ホワジャオ）……適量
ラー油……適量
ゴマ油……大さじ1

つくり方

1 厚揚げは食べやすい大きさに切り、5分ほど下ゆでする。

2 長ネギとニンニクはみじん切りにする。

3 フライパンにゴマ油と長ネギ、ニンニクを入れて熱し、香りがたったら鶏ひき肉を入れて炒める。

4 中央を空けて少しゴマ油を足し、そこにトウバンジャンとテンメンジャンを入れて香りが立つまで焼きつける。

5 全体をよく混ぜて炒め、焼き色がついたら厚揚げを加えて、さらに炒める。

6 酒、しょうゆ、オイスターソース、中華スープのもと、水を加えて煮込む。

7 煮詰まったら火を弱め、水溶きかたくり粉を入れて混ぜる。

8 お好みの量の花椒、ラー油を加える。

薬膳効果

【鶏肉】 気を補い、臓腑を温める。疲労時でも消化吸収がよい。虚弱体質にも。

【豆腐（厚揚げ）】 気を補う。潤いを補う。食欲不振に。むくみや湿疹の熱を取る。潤い不足による便秘にも。

つくり方動画

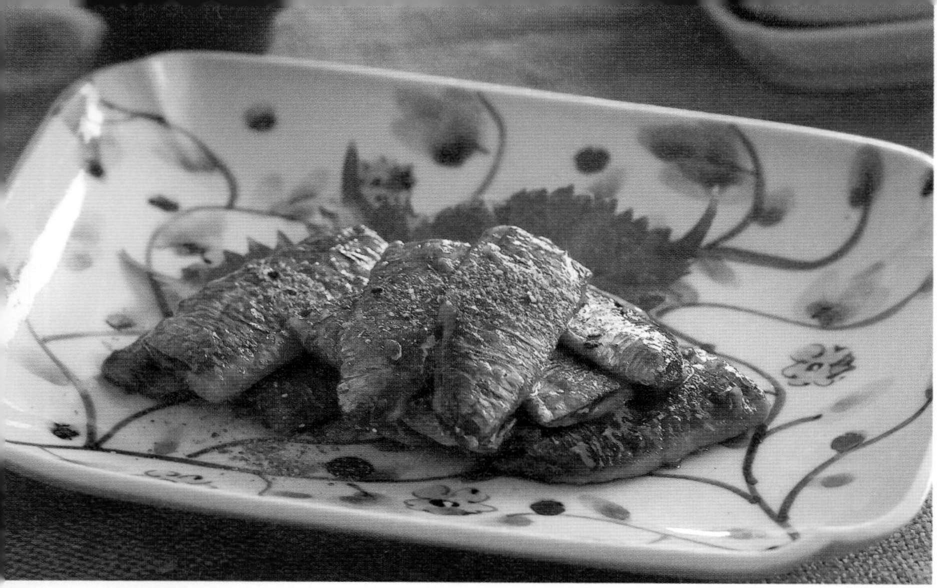

主 菜

気を補う

サンマのピリ辛かば焼き

材　　料（つくりやすい量）

サンマの三枚おろし……２尾分
小麦粉……小さじ１
ゴマ油……大さじ１
酒……大さじ１
しょうゆ……大さじ１
みりん……大さじ１
砂糖……大さじ 1/2
コチュジャン……小さじ１
七味唐辛子……適宜

つくり方

1 サンマは食べやすい大きさに切り、表面に小麦粉をはたく。

2 フライパンにゴマ油を入れて火をつけ、温まったらサンマを皮目のほうから両面焼いて、いったん取り出す。

3 2のフライパンの火を止めて、酒、しょうゆ、みりん、砂糖、コチュジャンを入れてよく混ぜ、余熱で軽く火を通す。サンマを戻し入れて再度火をつけ、タレを絡める。

4 器に盛り、七味唐辛子を振る。

薬膳効果

【サンマ】気と血を補う。胃腸の虚弱に。疲労回復。血行不良に。

つくり方動画

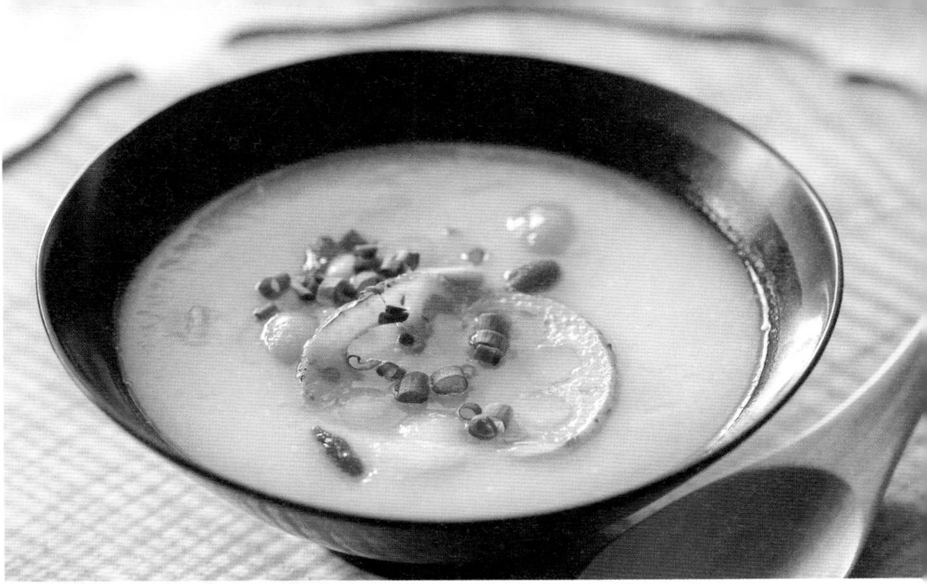

汁 物

潤いを補う

秋の白いすり流しスープ

材　　料（2人前）

カブ……4個
ホタテ貝柱（刺し身用）……2個
レンコン（薄切り）……4枚
ゴマ油……適量
水……200ml
白みそ……小さじ2
白だし……小さじ2
（メーカーにより塩分濃度が違うので、味を見ながら分量を調整する）
ギンナン……2個
クコの実やマツの実……少々
万能ネギ……少々

つくり方

1 カブを適当な大きさに切り、水少々（分量外）を振って耐熱容器に入れ、ふんわりラップをして、柔らかくなるまで電子レンジで加熱する。

2 ホタテに飾り包丁を入れて、ゴマ油を熱したフライパンで両面を軽く焼いて取り出す。次にレンコンも焼く。

3 ミキサーにカブと水・白みそ・白だしを入れ、滑らかになるまでかける。

4 鍋に3を移し、沸騰しないように温める。味を見て足りないようなら塩を足す。

5 器に盛り、ホタテ・レンコン・ギンナン・クコの実・万能ネギをあしらう。

薬膳効果

【カブ】 消化を助ける。腹部膨満感がありゲップが出る時に。腹部が冷えて痛む時に。

【ホタテ】 陰を補い体に潤いを与える。豊富に含まれるタウリンには抗動脈硬化、肝臓機能強化が。倦怠感や不安感がある時にも。

【レンコン】 血を補う。血の流れを整える。食欲不振に。疲労感に。肌を整える。

【マツの実】 血を補う。潤いを補う。体を温める。皮膚や髪のパサつきに。潤い不足による便秘に。

【クコの実】 目の疲れやドライアイ、かすみ目に。足腰の衰えに。

【ギンナン】 痰を切る。空咳に。頻尿や尿漏れに。小毒あり。食べ過ぎに注意しましょう。

つくり方動画

秋の薬膳コラム

秋の乾きは蒸し梨で潤す

秋は燥《そう》の季節。自然界の潤いが少なくなると人間の体も乾いた空気にさらされて、さまざまな不調が現れます。とくに鼻から気管支、そして肺へと至る部分は直接乾いた空気にさらされ、インフルエンザなどの外邪にも触れるところです。

この季節は口が乾いたり喉がイガイガしがちですが、そんなときにおすすめなのが梨です。梨は薬膳では最も喉を潤す果物とされているのです。ただ生で食べると体を冷やす性質がありますので、おすすめなのが「蒸し梨」。梨の芯をくりぬいたところに蜂蜜を垂らし、蒸し器に入れて15分ほど蒸します。秋のおやつにぴったりです。

もう一つ、この時期おすすめなのが山芋です。山芋は山の薬と書いて「山薬」

と言い漢方薬にも入っている「気を補う」代表的食材なのですが、同時に「陰」すなわち体の潤いも補ってくれるのです。乾燥しがちな季節、そして冬に備えて体力をつける季節に山芋はもってこい。生でとろろにしてもよし、焼いたり炒めたり、揚げたりしてもよし。さまざまな料理に使いやすい食材です。すりおろしたものは冷凍保存もできます。

そのほか実りの秋にはにんじんや蓮根、ごぼうなどの根菜類や、じゃがいも、さつま芋などの芋類、カボチャなどもたっぷり摂りましょう。日に日に気温が下がってくる季節ですが、体を温めようとスパイス類をたくさん使うと、体の乾燥が増してしまうので注意が必要です。スパイス類はあくまでも控えめに。

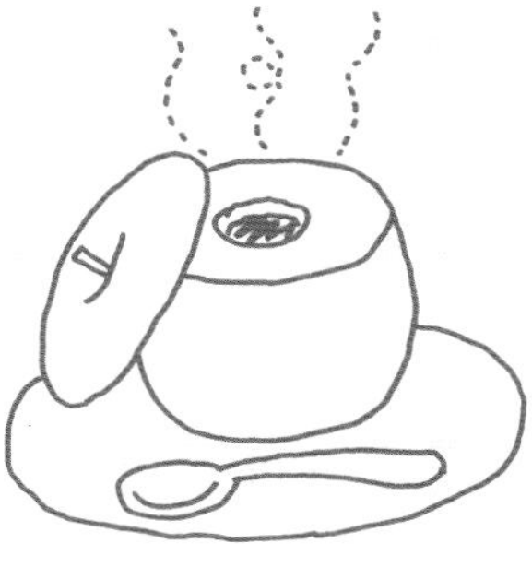

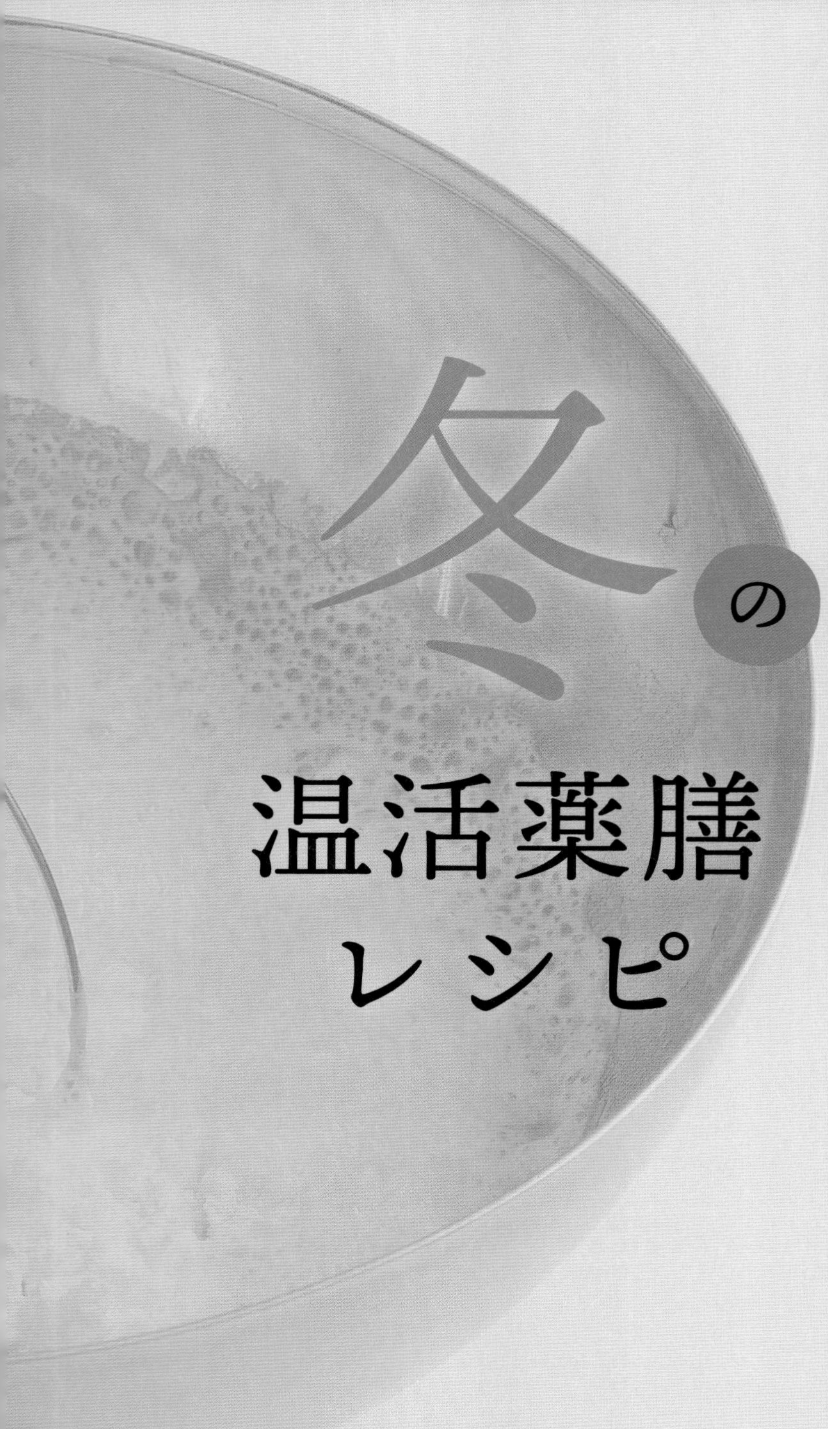

冬の温活薬膳レシピ

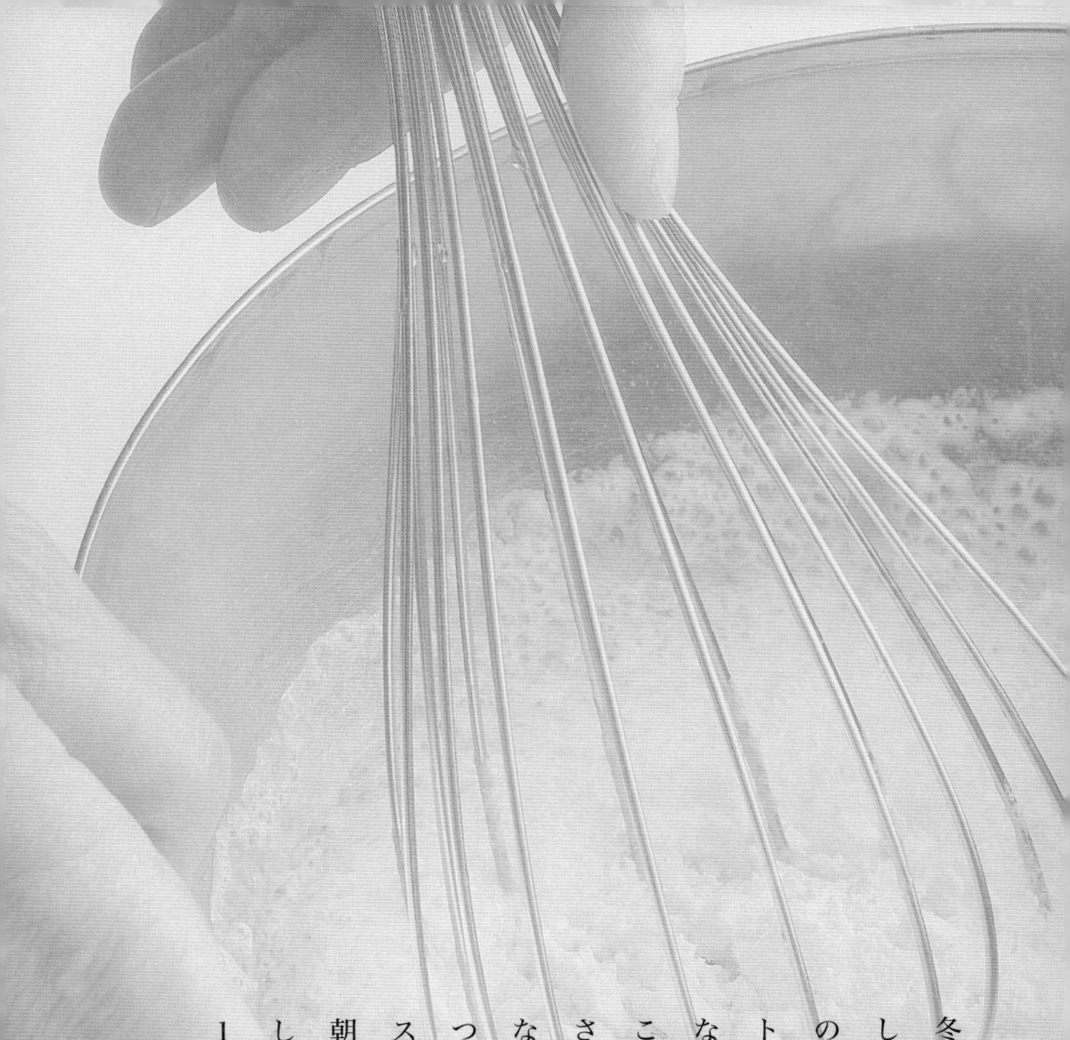

冬は寒邪の季節。暖房が普及した現代社会ですが、体自体の温め力は衰えがちです。ストレスや運動不足、睡眠不足などで体が冷えているのです。この時期はとにかく体を冷やさないようにすること。重要なのが、首・手首・足首の3つの首の保温です。スカーフをしっかり巻いて。襟巻きや朝食にはお粥やスープなどでしっかり胃の腑を温めてから1日を始めましょう。

主菜

陰を補う　血を補う　アンチエイジング

鶏の黒ゴマ焼き

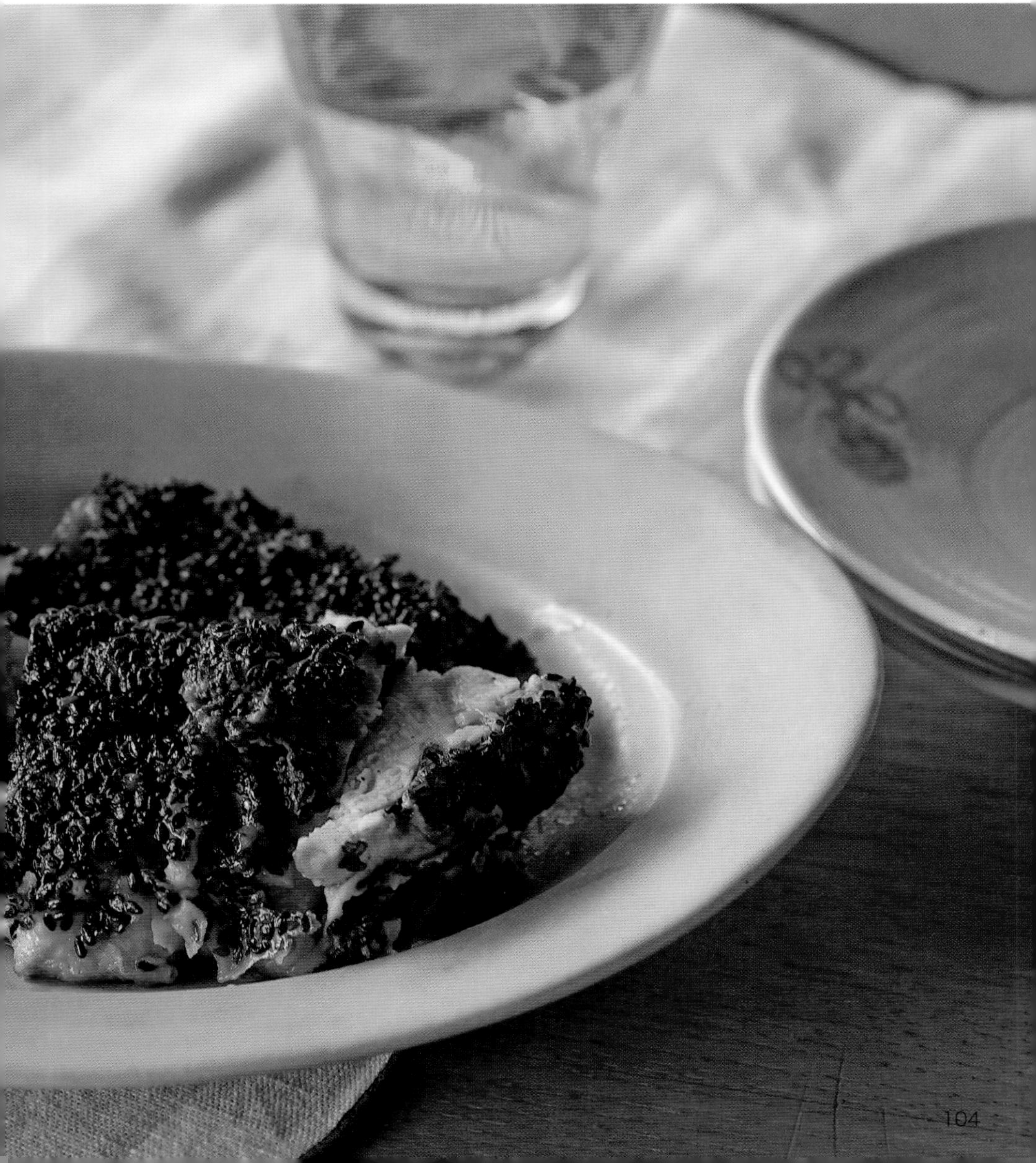

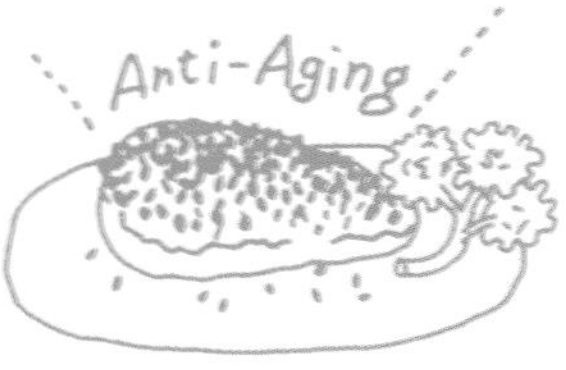

高いアンチエイジング効果がある黒い食材、
なかでもいちばんの多用食材が「黒ゴマ」です。鶏肉にたっぷりまぶして焼くと、
パリッと香ばしい香りに食欲を誘われますよ。

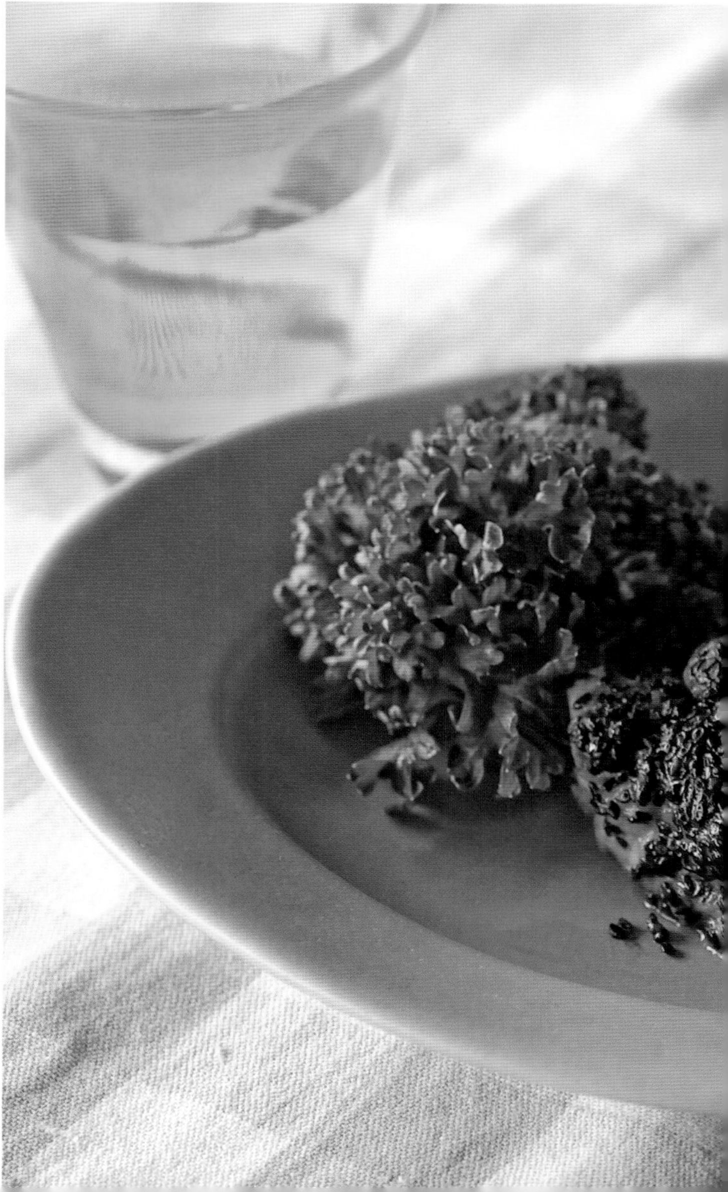

鶏の黒ゴマ焼き のつくり方

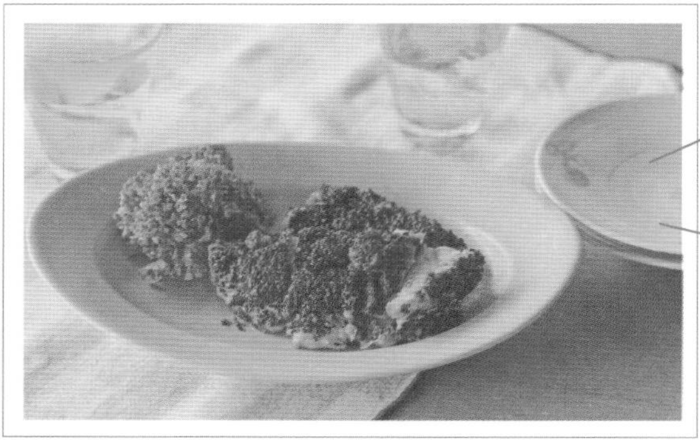

黒ゴマたっぷり
香ばしい！

材　　料（2人分）

鶏もも肉……300g
塩……小さじ 1/2
しょうゆ……小さじ 1
酒……小さじ 2
黒ゴマ……20g
パセリ……少々
サラダ油……大さじ 2

衣
小麦粉……大さじ 1
水……大さじ 1
マヨネーズ……小さじ 2

薬膳効果

【黒ゴマ】 アンチエイジング効果。足腰の衰えや頻尿、耳鳴り、肌の乾燥、便秘などに。

【鶏肉】 気を補い、臓腑を温める。疲労時でも消化吸収が良い。虚弱体質にも。

ちょっと補足

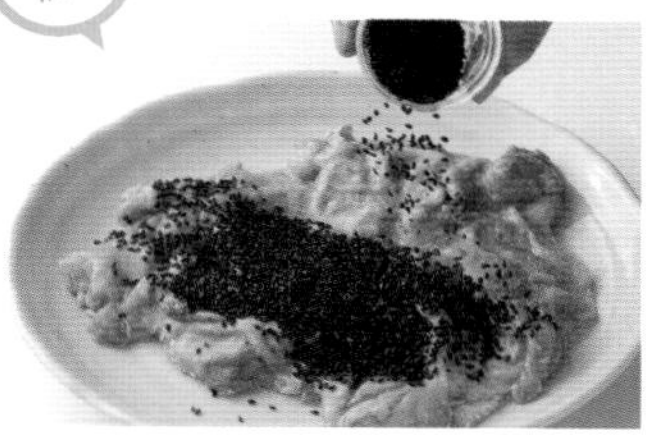

黒ゴマは、皮目の反対側にたっぷりとまぶします

ここがコツ!

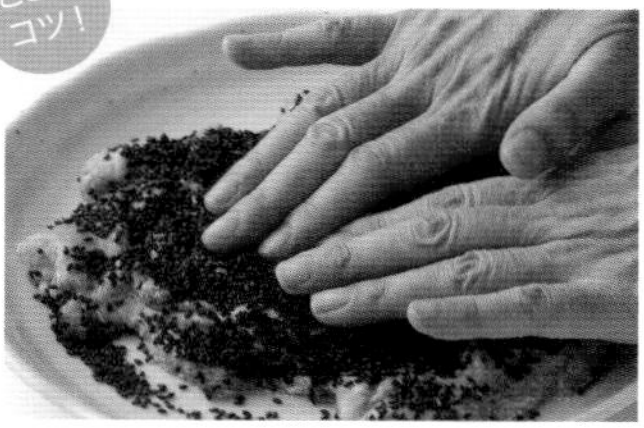

ゴマがはがれないように、やさしくなじませます

つくり方

1 鶏肉は2つに切り、塩を振って10分おく。水気を拭き、しょうゆ・酒をもみ込む。

2 衣の材料をよく混ぜる。

3 皮目と反対の面に薄く小麦粉(分量外)をはたき、2を塗り、黒ゴマをまぶしつける。

4 フライパンにサラダ油を入れて熱し、鶏肉を皮目から入れ、蓋をして弱めの中火で8分程焼く。裏返してゴマのついた面を2分程焼く。

ポイント

黒ゴマは焦げやすいので、まず皮目から焼いて八分通り火を通してから黒ゴマの面を焼きます。火を弱くしてじっくり焼いてください。

アレンジ

鶏もも肉だけでなく、白身の魚でもおいしくできます。

つくり方動画

主菜

気を補う　血を補う　臓腑を温める

新鮮魚介類のフリッター

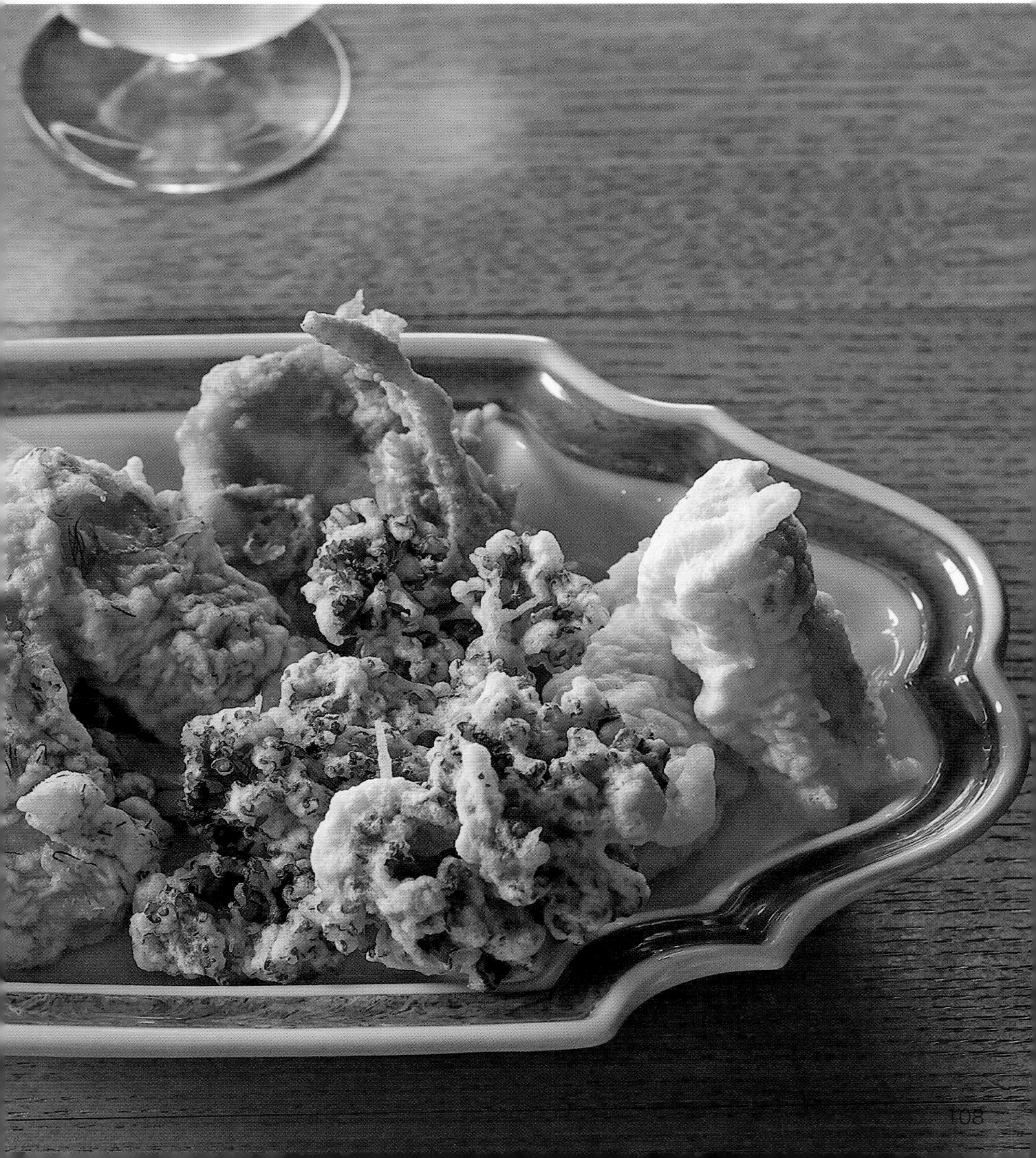

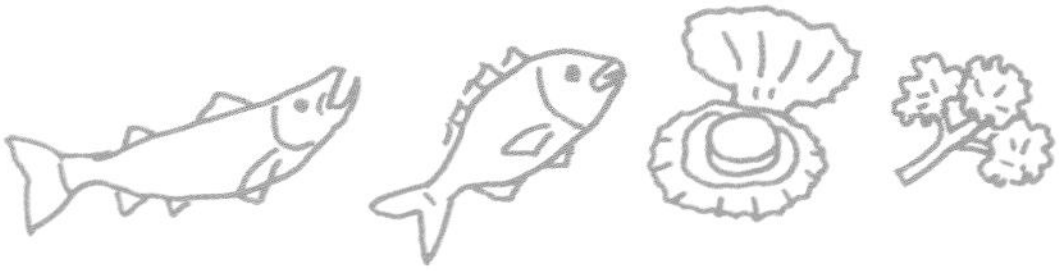

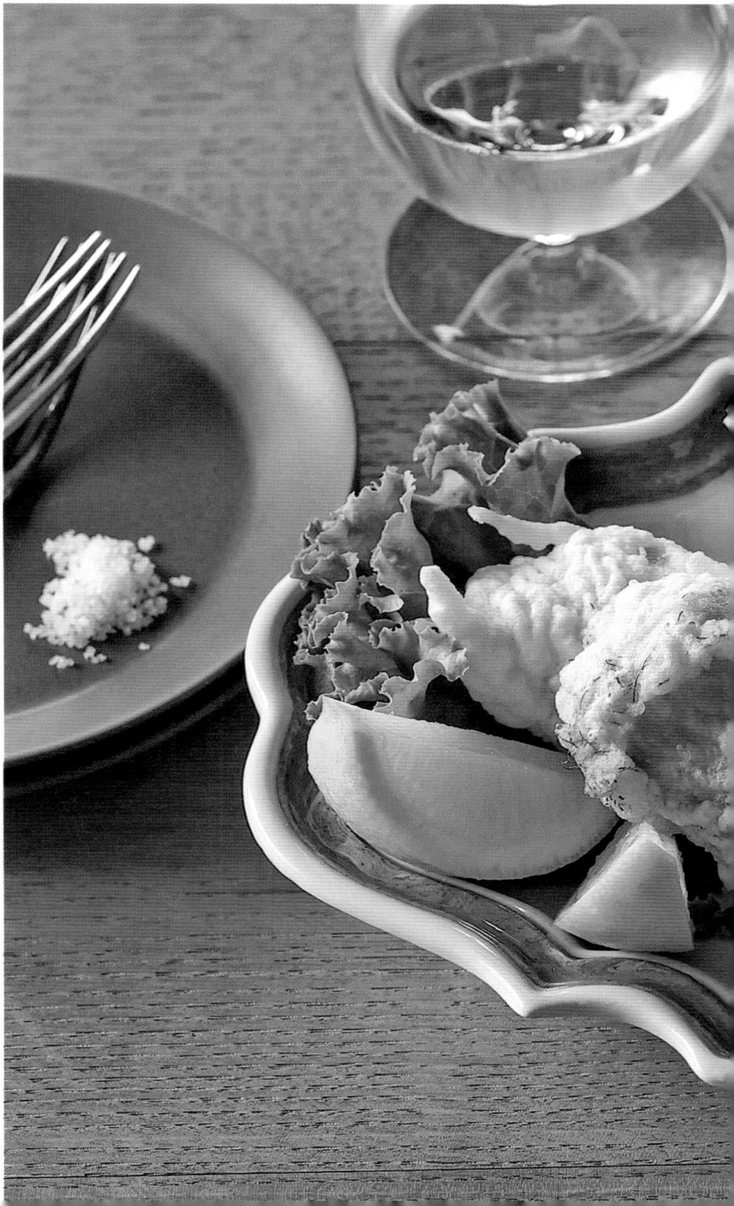

体を温める力があるサーモンをはじめとした魚介類に、ハーブ類やカレー粉などを合わせたバラエティに富んだフリッターです。衣にかたくり粉と炭酸水を使うとカリッと仕上がりますよ。

新鮮魚介類のフリッター のつくり方

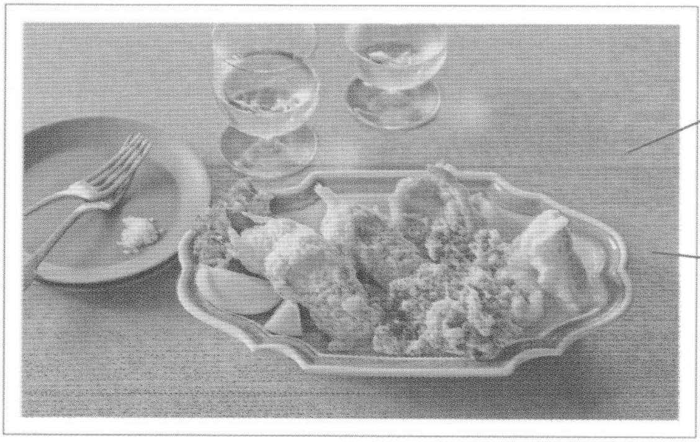

外はカリッと
中は半ナマ！

材　　料（つくりやすい量）

サーモン、タイ、ホタテ、タコなどの刺し身……適量

基本の衣

└ 小麦粉：かたくり粉：炭酸水 ＝ 7：3：10（体積比）

変わり衣に入れる素材

└ ディル、パセリ、カレー粉、コショウ、細ネギ　等……少々

揚げ油、塩……適量

薬膳効果

【サーモン】胃の腑を温める。冷えによる胃痛に。疲労回復に。むくみ解消にも。身の色の元であるアスタキサンチンには抗酸化力がある。

【タコ】血と気を補う。肌荒れに。豊富に含まれるタウリンに抗動脈硬化作用や肝臓の機能強化作用がある。

【ホタテ】陰を補い体に潤いを与える。豊富に含まれるタウリンには抗動脈硬化、肝臓機能強化が。倦怠感や不安感がある時にも。

【タイ】気を補う。むくみ改善。母乳不足にも。

【パセリ】血を補う。デトックス作用。胃もたれに。口臭の防止。

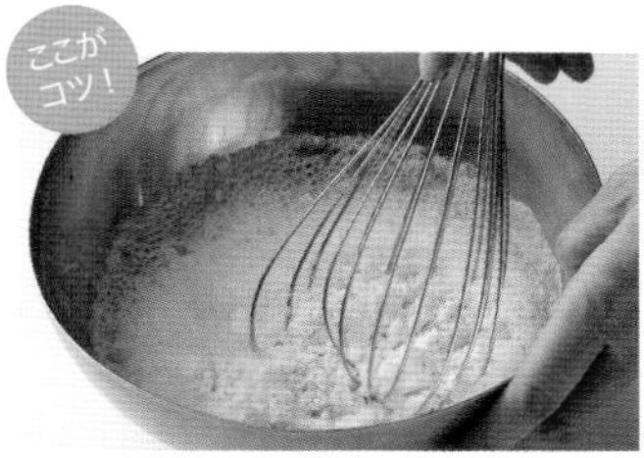

炭酸水で衣をつくるとサックリと仕上がります

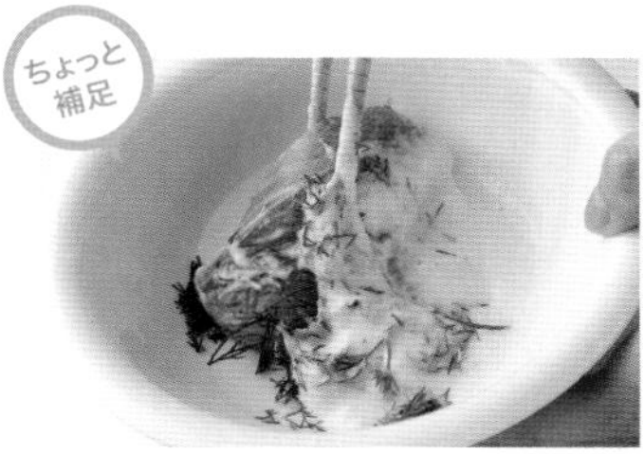

基本の衣にお好みのハーブ類やスパイスを混ぜると、味の変化が楽しめます

つくり方

1 材料はそれぞれ食べやすい大きさに切る。塩少々を振って5分おき、表面の水気を拭く。

2 小麦粉・かたくり粉・炭酸水・塩ひとつまみを混ぜ、衣をつくる。

3 材料に薄く小麦粉（分量外）をはたき、衣をつけ、180℃に熱した油でカリッと揚げる。
＊衣にカレー粉、ディルなどのハーブなどを混ぜて変わり衣にしてもよい。

4 器に盛り、粗塩（分量外）を添える。

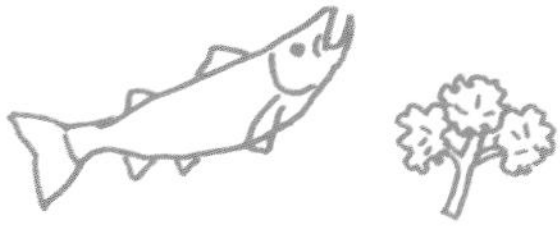

ポイント
生食用の魚介を使い、高めの温度(180℃くらい)で揚げると、衣はカリッと、中はややレアな揚げ上がりになります。

アレンジ
変わり衣にはお好みのスパイスやハーブなど何を加えても。いろいろと試してみてください。

つくり方動画

汁　物

陰を補う　血を補う

カキ入りクラムチャウダー

材　料（2人分）

カキ……80g（4粒）
マッシュルーム……50g
ベーコン……20g
長ネギ……40g
ショウガ……1かけ
チンゲンサイ……1/2株
オリーブオイル……大さじ1
酒……大さじ1
バター……20g
小麦粉……大さじ1
アサリの水煮缶……1缶（225g）
牛乳……200ml
コンソメスープのもと……小さじ1/2
塩・コショウ……適量

薬膳効果

【カキ】血と陰を補う。血の不足による不眠、不安感、寝汗、貧血に。むくみを取り、二日酔いにもよい。疲労回復、抗動脈硬化、肝機能強化作用。

【マッシュルーム】気を補う。胃腸の虚弱に。お通じを整える。

【アサリ】むくみをとる。血を補い、不安感やイライラを和らげる。肝機能強化作用。

【牛乳】気を補う。潤いを補う。疲労回復に。潤い不足による便秘や肌の乾燥、ドライマウスに。

つくり方

1 カキを、塩・かたくり粉・水少々（分量外）で軽く洗い、すすぐ。マッシュルームは薄切りに、ベーコンと長ネギはみじん切りに、ショウガは細切りに、チンゲンサイは軸と葉に切り分け、それぞれ食べやすく切る。

2 冷たいフライパンにオリーブオイル・ベーコン・ショウガを入れてから弱火で炒める。マッシュルーム・長ネギ・酒も加えて炒め、しんなりしたらチンゲンサイの茎を加え、バターと小麦粉を入れて粉気がなくなるまで炒める。

3 アサリ水煮缶の汁を入れ、混ぜてなじませ、牛乳・アサリの身を入れてひと煮立ちさせ、コンソメスープのもとを入れる。味を見て足りなければ塩を足す。カキとチンゲンサイの葉を入れ、カキに火を通す。

4 器に盛り、オリーブオイル（分量外）を回しかけ、コショウを振る。

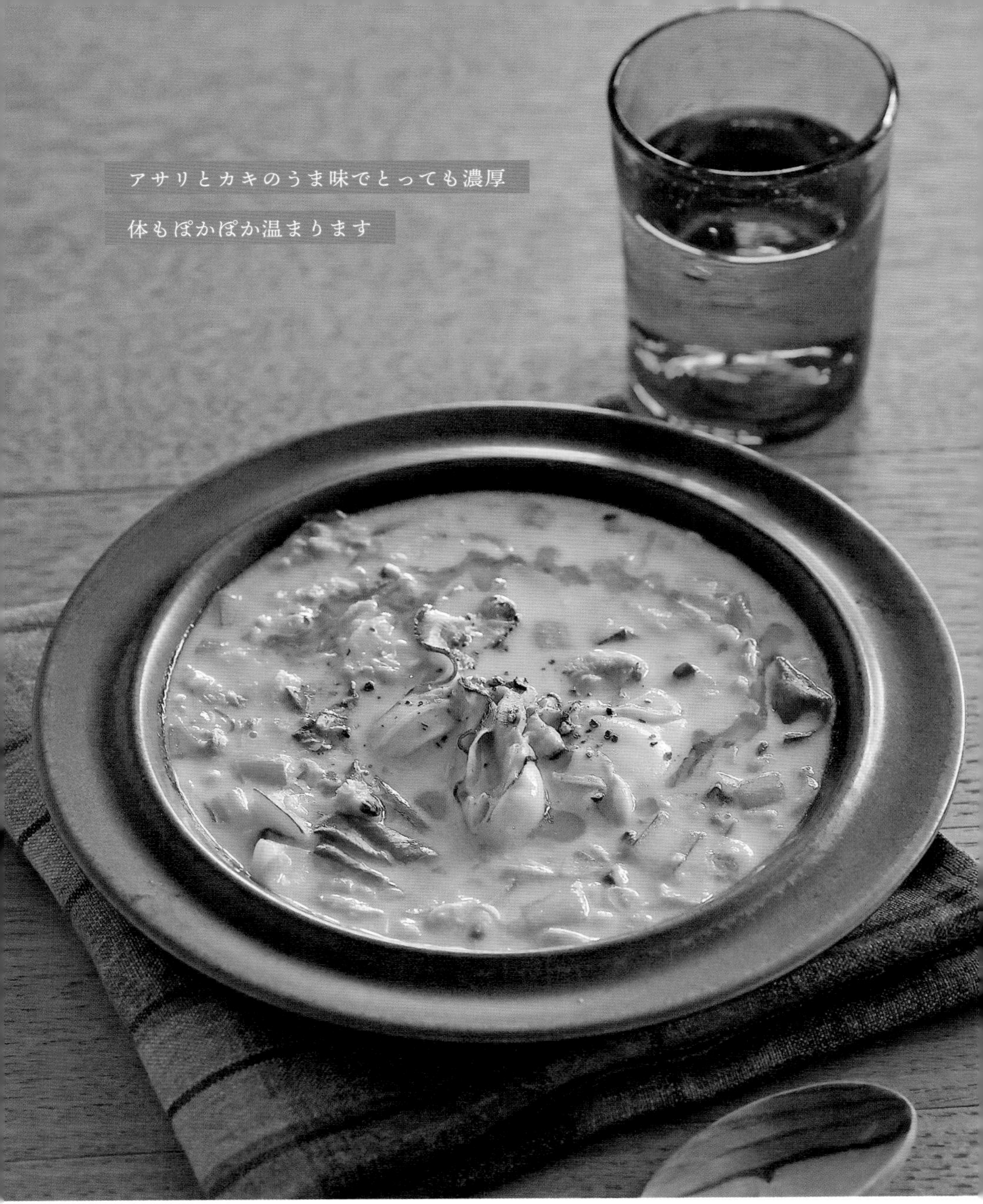
アサリとカキのうま味でとっても濃厚
体もぽかぽか温まります

ポイント

冬の乾燥に負けないようにアサリやカキなどを使って潤いを取り入れながら、血を補うことで温め力を養うレシピです。カキの代わりにムール貝やホタテでも。

つくり方動画

主 食

気を補う　血を補う　潤いを補う

肉巻きビビンバ握り

材　料（つくりやすい量）

豚肉（しゃぶしゃぶ用）……200g
ニンジン……30g
ホウレンソウ（または小松菜）……30g
豆モヤシ……30g
白ゴマ・塩・ゴマ油……適量
キムチ……30g
ごはん……300g
酒……大さじ 1
しょうゆ……大さじ 1
みりん……大さじ 1
コチュジャン……小さじ 2
コショウ……適量

薬膳効果

【豚肉】気を補う。陰を補う。血を補う。ビタミン B_1 が多く含まれ疲労回復によい。貧血予防に。潤い不足の便秘に。

【ニンジン】血と潤いを補う。消化不良や食欲不振に。血の不足によるドライアイや目のかすみに。肝機能を強化する β カロテンが豊富に含まれる。

【ホウレンソウ】血を補う。血の不足によるイライラ、不眠、目の充血、便秘に。

【モヤシ】水の流れを整える。むくみをとる。胃腸を整える。口内炎にも。

つくり方

1 ニンジンは細切りに、ホウレンソウは 5cm に切る。塩少々を入れた湯でニンジンを 30 秒ゆで、豆モヤシを加えて 30 秒、最後にホウレンソウを加えて 15 秒ゆで、ザルに取る。粗熱が取れたら水気をぎゅっと絞る。白ゴマ・塩・ゴマ油各少々であえる。

2 1とキムチを食べやすいようにざっくりと刻む。

3 ごはんに白ゴマ・塩・ゴマ油、各少々を混ぜてから 2 を混ぜ入れ、4 等分にして俵形に握り、豚肉を縦横十文字に巻く。

4 フライパンにゴマ油を入れて熱し、3 を巻き終わりを下にして入れ、時々転がしながら焼き目がつくまで焼く。酒・しょうゆ・みりん・コチュジャンを加えて絡める。

5 盛りつけてタレを回しかけ、白ゴマ・コショウを振る。

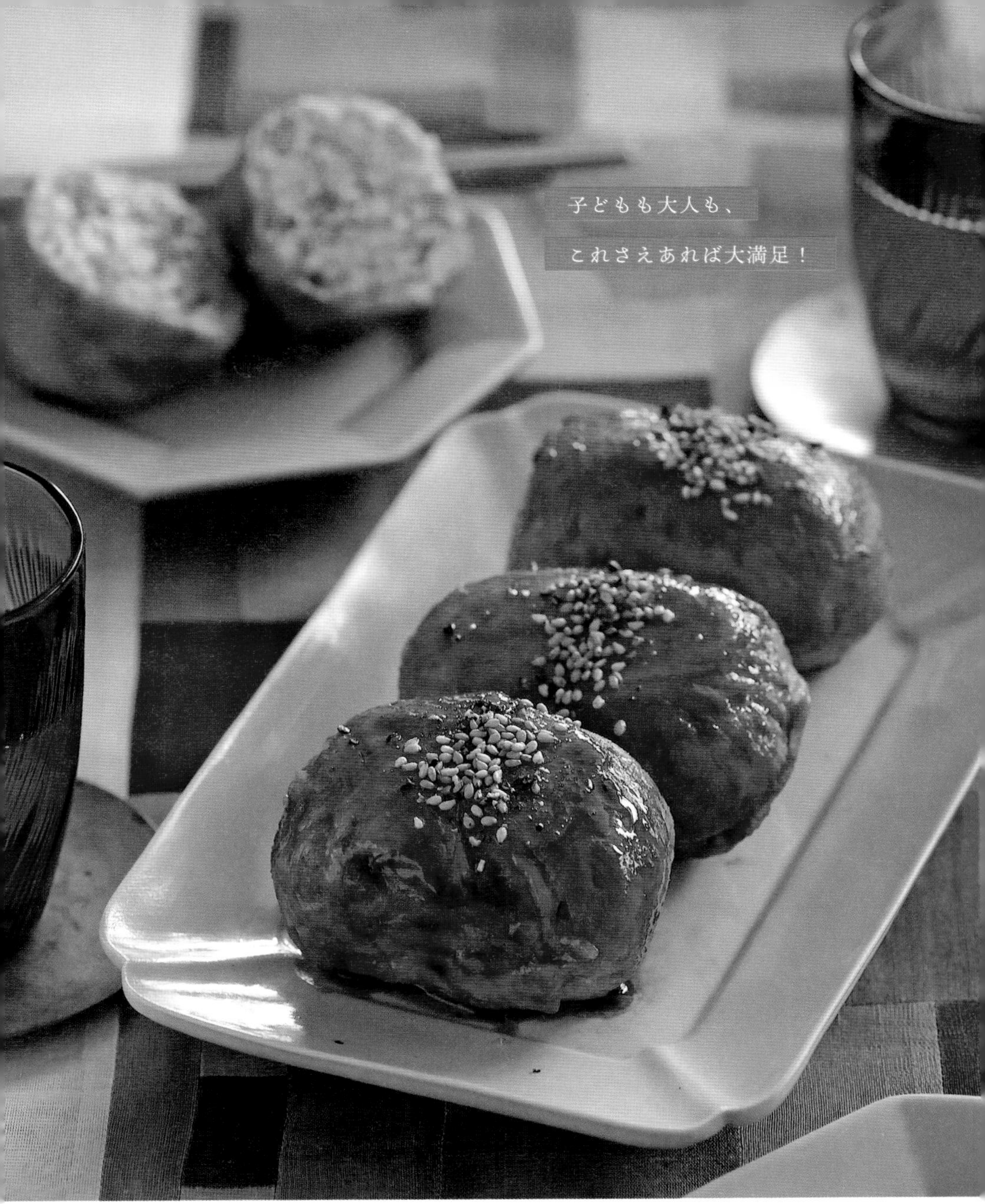

子どもも大人も、
これさえあれば大満足！

アレンジ

お弁当に！ パーティーに！ 見た目はボリューミーですが中には野菜がたっぷり入ったヘルシーおにぎりです。豚肉を牛肉にかえて、大きさを一口大にするとおしゃれなおもてなし料理にもなりますよ。

つくり方動画

主 菜

気を補う　血を補う　潤いを補う

ブリのソテー バルサミコ酢とバターの極上ソース

材　料（つくりやすい量）

ブリ切り身……２枚
塩……小さじ 1/4
小麦粉……大さじ１
ニンニク……１かけ
長ネギ……10 g
オリーブオイル……大さじ２
バルサミコ酢……大さじ１
白ワイン……大さじ２
しょうゆ……大さじ１
砂糖……ひとつまみ
バター……10 g
コショウ……少々
つけ合わせ野菜……適宜

薬膳効果

【ブリ】気と血、潤いを補う。体力や気力が低下している時に。貧血の改善に。目の疲れにも。

【ニンニク】気の巡り、水の巡りをよくする。消化吸収を促進する。胃の腑を温める。独特の匂いの素であるアリシンには疲労回復の効果がある。

つくり方

1 ブリは両面に軽く塩を振って少しおき、出てきた水気を拭き取り、小麦粉を軽くまぶす。ニンニクは薄切り、長ネギはみじん切りにする。

2 冷たいフライパンにオリーブオイル・ニンニクを入れて弱火にかけ、少し色づいたら取り出す。

3 2のフライパンでブリに皮の方から焼き目をつけ、蓋をして４分程火を通す。うら返し再び蓋をして２分程焼き、取り出す。

4 3のフライパンの余分な油を拭きとり、バルサミコ酢・白ワインを入れて半量くらいまで煮詰め、とろりとしたら、しょうゆ・砂糖・バター・コショウ・長ネギを入れひと混ぜしてからブリを戻し入れ、ソースを絡める。

5 ブリをつけ合わせ野菜とともに盛りつけ、ニンニクを散らす。

つくり方動画

アレンジ

バルサミコ酢は煮詰めると酸味がマイルドになり甘味が出ます。ブリのほかサーモンやタイなどの魚にも、鶏肉やホタテ、エビなどにも合う万能ソースです。

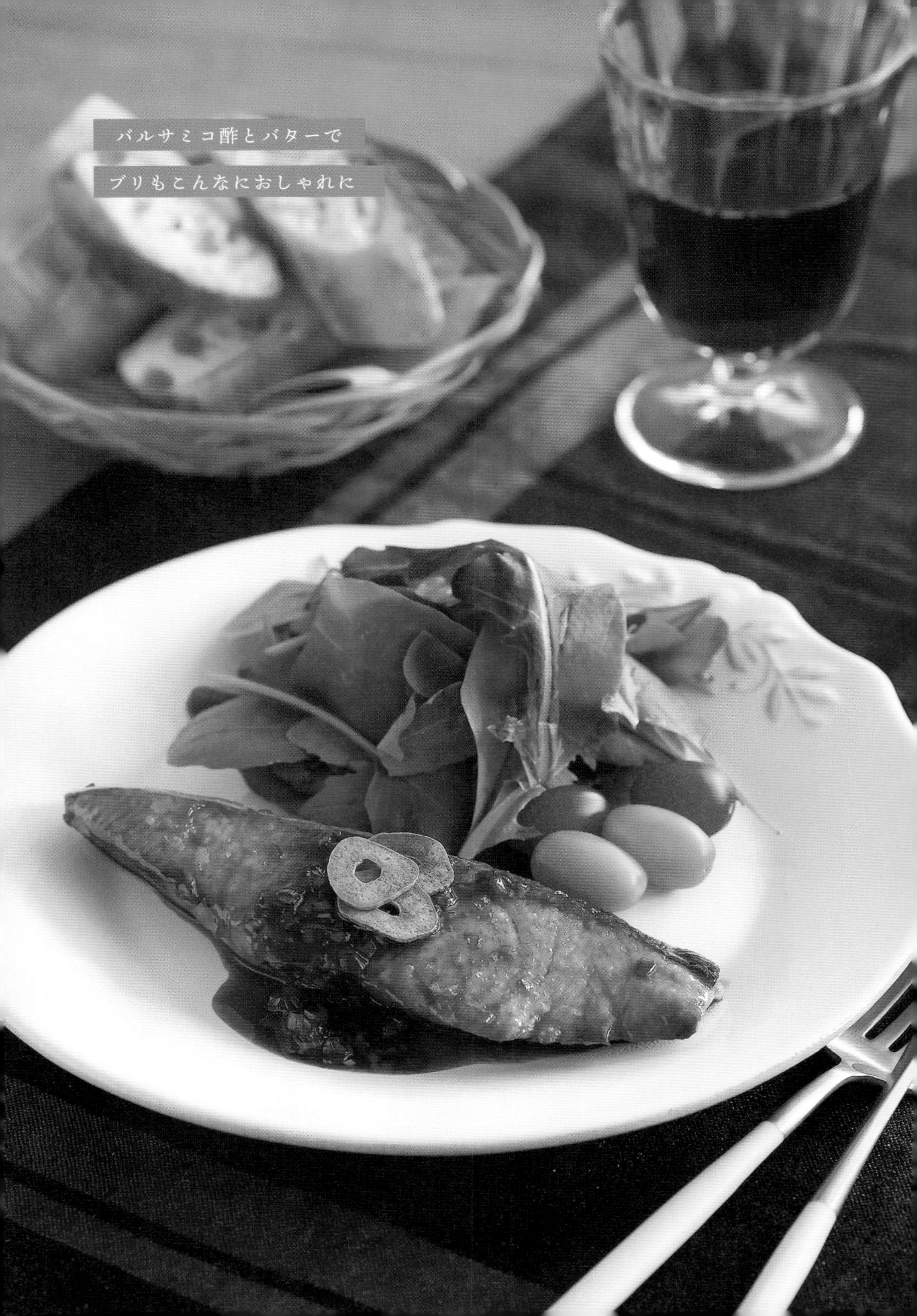

バルサミコ酢とバターで
ブリもこんなにおしゃれに

汁 物　　気を補う　潤いを補う　アンチエイジング

黒い豆乳スープ

材　　料（つくりやすい量）

豆腐……200g
豆乳……200ml
黒ゴマペースト……大さじ 2
白だし……大さじ 2
牛こま切れ肉……100g
シイタケ……3 枚
生キクラゲ……40g
ゴマ油……適量
おろしショウガ……小さじ 1
おろしニンニク……小さじ 1
しょうゆ……大さじ 1
みりん……大さじ 1
酒……大さじ 1
青ネギみじん切り……適量
黒ゴマ……適量

薬膳効果

【牛肉】気と血を補う。足腰が弱ってだるい時に。病後や疲労で体力低下した時に。めまいやむくみがある時に。滋養強壮。

【豆乳】潤いを補う。ドライマウスや喉の痛みに。むくみに。利尿作用も。産後の体力回復にも。

【豆腐】気を補う。潤いを補う。食欲不振に。むくみや湿疹の熱を取る。潤い不足による便秘にも。

【黒キクラゲ】血を補う。血巡りを整える。空咳や喉の渇きに。潤い不足の便秘に。免疫力強化作用。

【黒ゴマ】アンチエイジング効果。足腰の衰えや頻尿、耳鳴り、肌の乾燥、便秘などに。

【シイタケ】気を補う。体力不足や精神的な疲れに。食欲不振に。免疫機能強化作用。

つくり方

1 豆腐、豆乳、黒ゴマペースト、白だしをミキサーに入れて撹拌する。＊濃度は豆腐の量で好みに調節できる。

2 牛肉、シイタケを粗みじん切り、キクラゲは細切りにし、ゴマ油で炒め、おろしショウガ・おろしニンニクを入れる。しょうゆ、みりん、酒を入れて汁気がなくなるまで煮詰め、肉そぼろをつくる。

3 1を鍋で沸騰しないように温め、器に盛り、2をのせる。青ネギ、黒ゴマをあしらう。

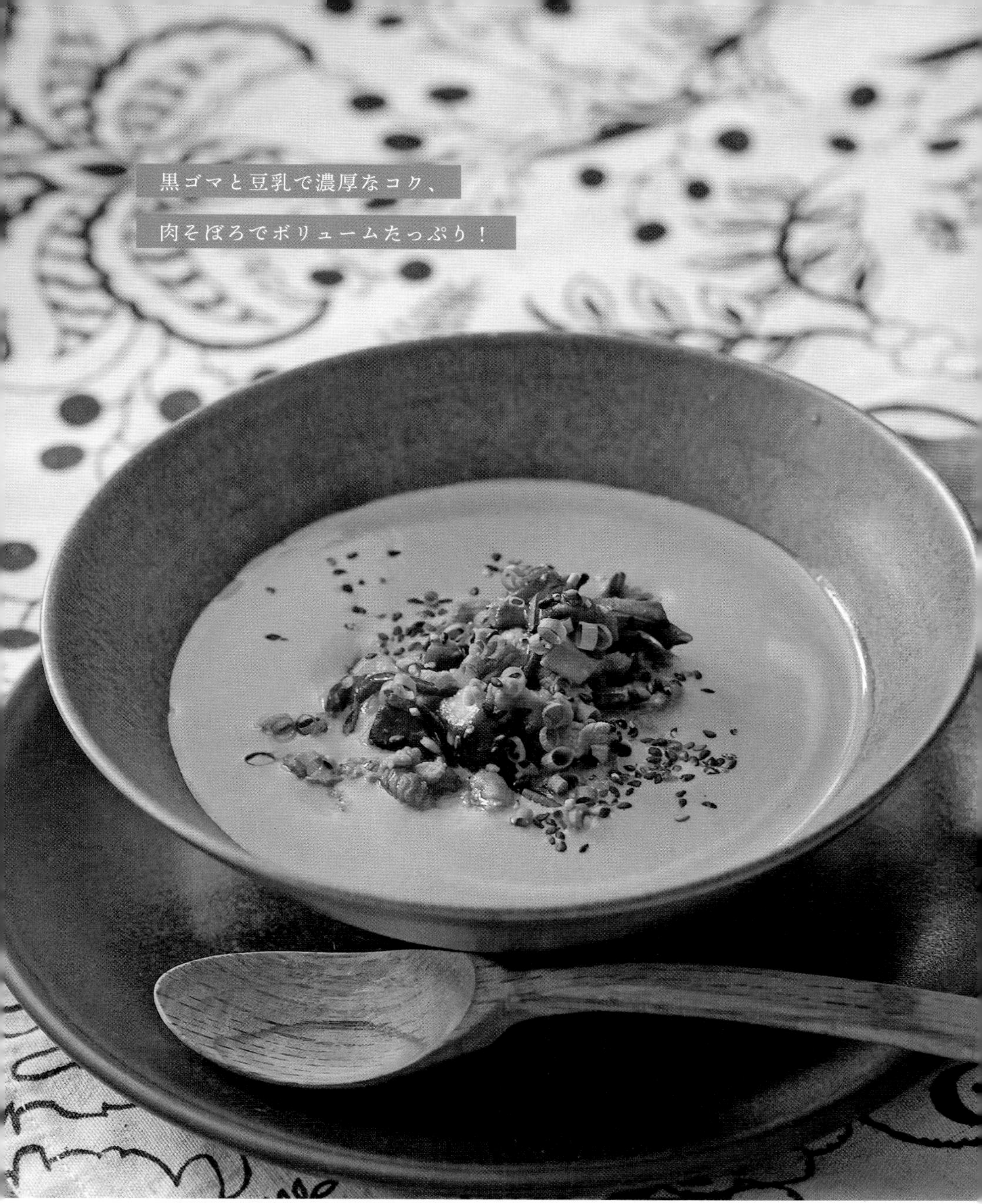
黒ゴマと豆乳で濃厚なコク、
肉そぼろでボリュームたっぷり！

ポイント

白だしはメーカーによって希釈度が違いますので、表示を参考に調整してください。めんつゆでも作れますが、やはり希釈度を確認してください。豆乳は沸騰させると分離するので優しく温めてくださいね。

つくり方動画

主 菜

気を補う　潤いを補う　臓腑を温める

ダイコンと豚バラの八角煮込み

材　料（つくりやすい量）

ダイコン……200g
豚バラ肉……150g
シイタケ……３枚
キクラゲ（あれば）……40g
八角……１個
ショウガ……１かけ
しょうゆ……大さじ１
砂糖……大さじ１と 1/2
酒……大さじ３
オイスターソース……小さじ２
水……150ml
ゴマ油……大さじ１

薬膳効果

【豚肉】気を補う。陰を補う。血を補う。ビタミンB_1が多く含まれ疲労回復によい。貧血予防に。潤い不足の便秘に。

【ダイコン】ジアスターゼが消化促進に効く。胃もたれや腹部膨満感に。痰が絡む時も。

【八角】臓腑を温める。気を巡らせる。胃の痛みや張りによい。リラックス効果も。

【シイタケ】気を補う。体力不足や精神的な疲れに。食欲不振に。免疫機能強化作用。

つくり方

1 ダイコンは皮をむき厚さ 1cm、幅 3～4cm のいちょう切りにする。豚肉とシイタケもダイコンの大きさに合わせて切る。

2 フライパンにゴマ油を入れて熱し、豚肉の表面を焼く。焼き色がついたら取り出し、ダイコンを入れて焼く。軽く焦げ目がついたら酒を回しかけて蓋をし、弱火にして５分程蒸し焼きにする。

3 豚肉を戻し入れ、シイタケ・砂糖・水を入れて蓋をし、弱火で５分煮る。

4 しょうゆ・オイスターソース・ショウガの薄切り・八角を入れ、火をやや強めの中火にし、煮汁が半分くらいになるまで煮絡める。

つくり方動画

ポイント

豚肉やダイコンに軽く焦げ目がつくまで焼いてから煮るとコクが出て香ばしく仕上がります。

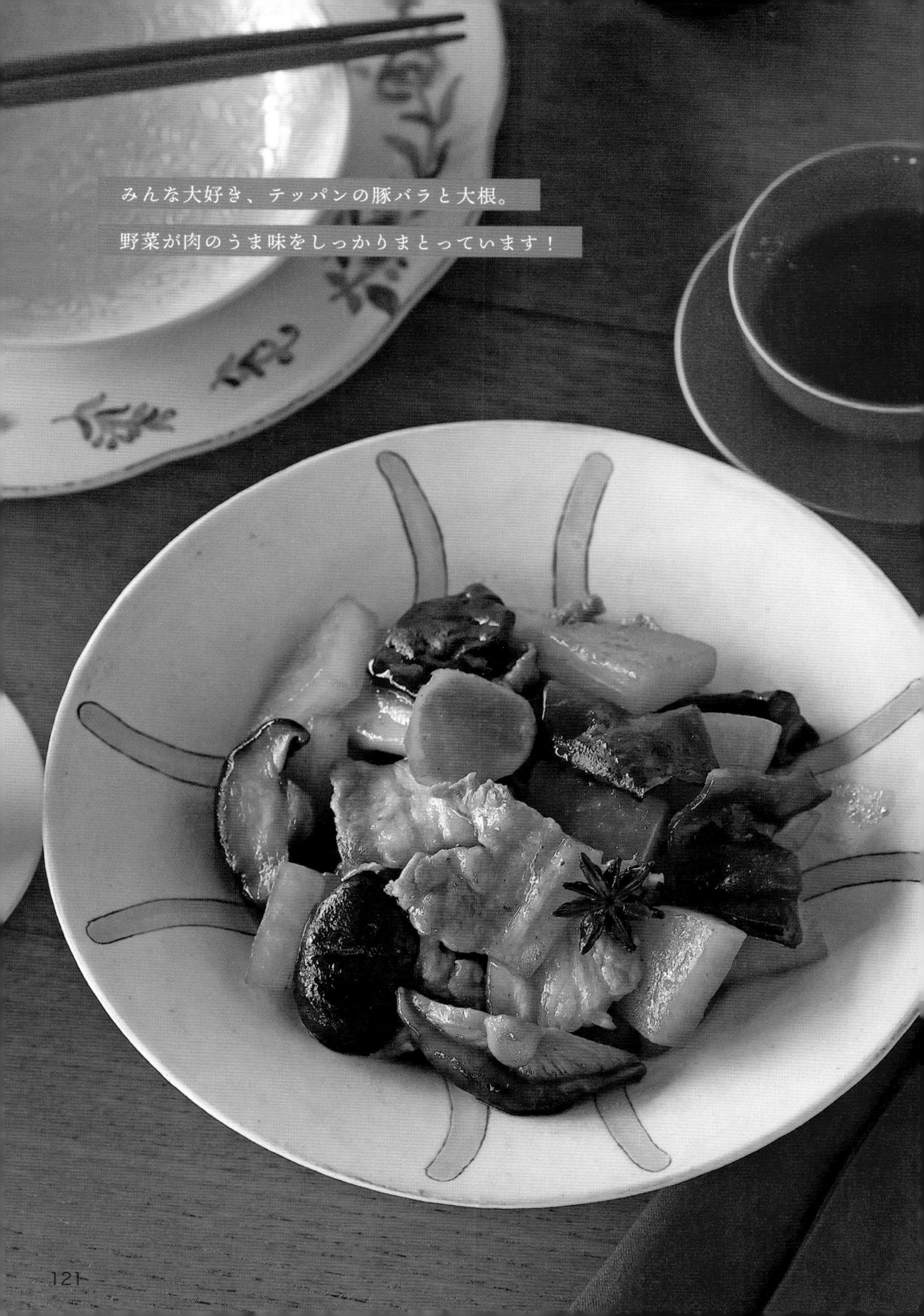

みんな大好き、テッパンの豚バラと大根。

野菜が肉のうま味をしっかりまとっています！

主菜

陽の気を補う

揚げエビシュウマイ

材　料（つくりやすい量）

むきエビ……150g
はんぺん……120g
おろしショウガ……小さじ 1
酒・ゴマ油・かたくり粉……各小さじ 1
薄口しょうゆ……小さじ 2/3
プロセスチーズ……30g
シュウマイの皮……１袋
揚げ油……適量
レモンやライムなど……適宜

薬膳効果

【エビ】 陽の気を補う。足腰の冷えや手足の痺れに。食欲不振に。授乳時に。赤みのもとであるアスタキサンチンは活性酸素の除去効果がある。

【はんぺん（サメ）】 気を補う。加齢による足腰の衰えや物忘れに。

【はんぺん（タラ）】 気と血を補う。疲労感や食欲不振に。二日酔いにも。

つくり方

1 エビは下処理し、一部を取り分けておく。残りのエビとはんぺん、調味料をフードプロセッサーにかけて、好みのなめらかさにする。

2 取り分けたエビとチーズを粗く包丁で叩いておく。シュウマイの皮は２cm×5mm に刻む。

3 1 に 2 のチーズを混ぜ、粗く刻んだエビを中央に入れながら一口大に丸め、シュウマイの皮を表面にまぶして、170℃の油で揚げる。好みで、ライムやレモンなどを添える。

ポイント

エビは生命の源である陽気を補うとされています。いわゆる加齢による体力、気力、温め力の衰えによいのです。シュウマイの大きさはレシピ通りに切ってください。長すぎると揚げる時に広がってしまい、剥がれやすくなります。

つくり方動画

外はパリッパリ、中はフワッフワ、
中からエビのかたまりが出てきます！

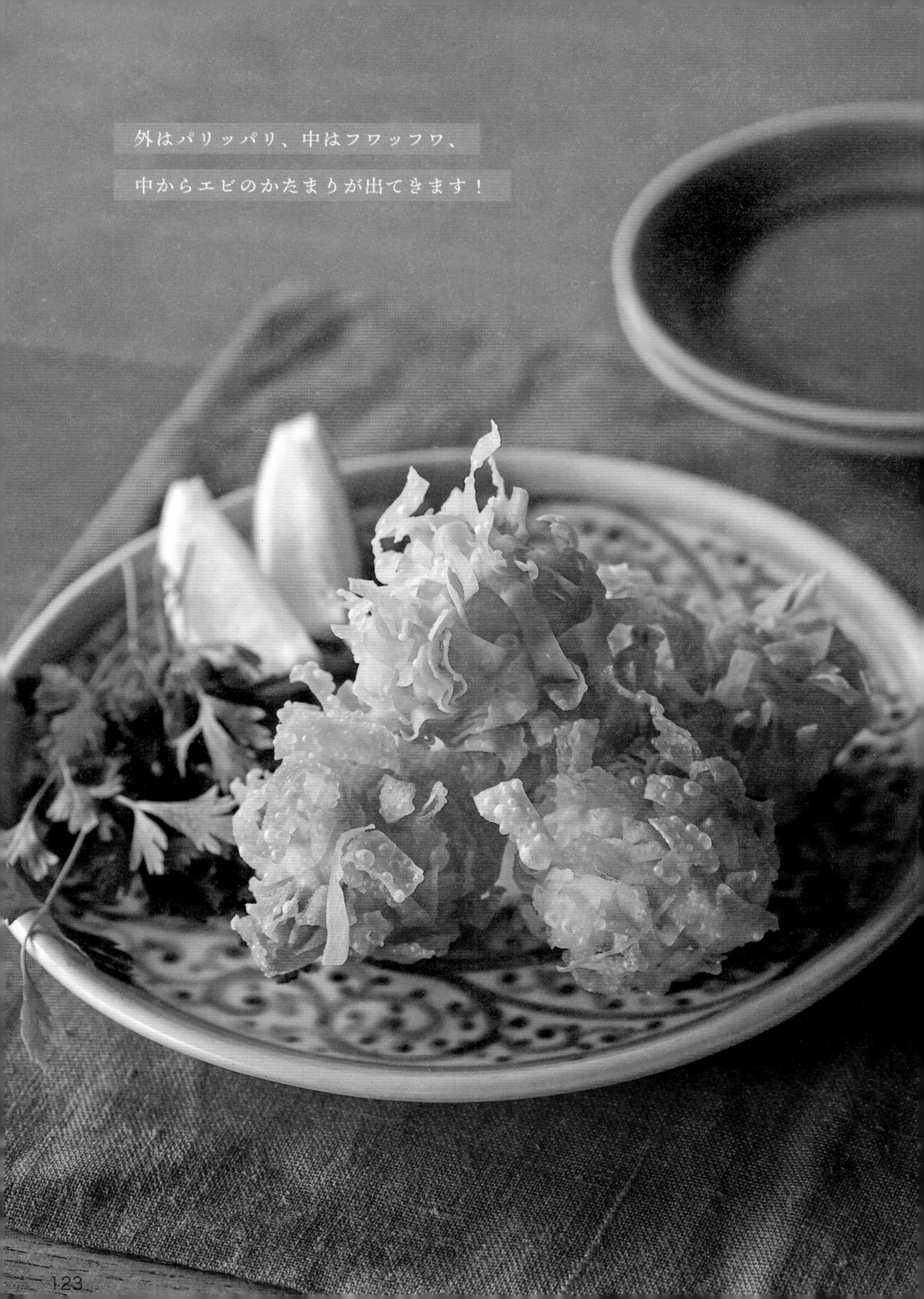

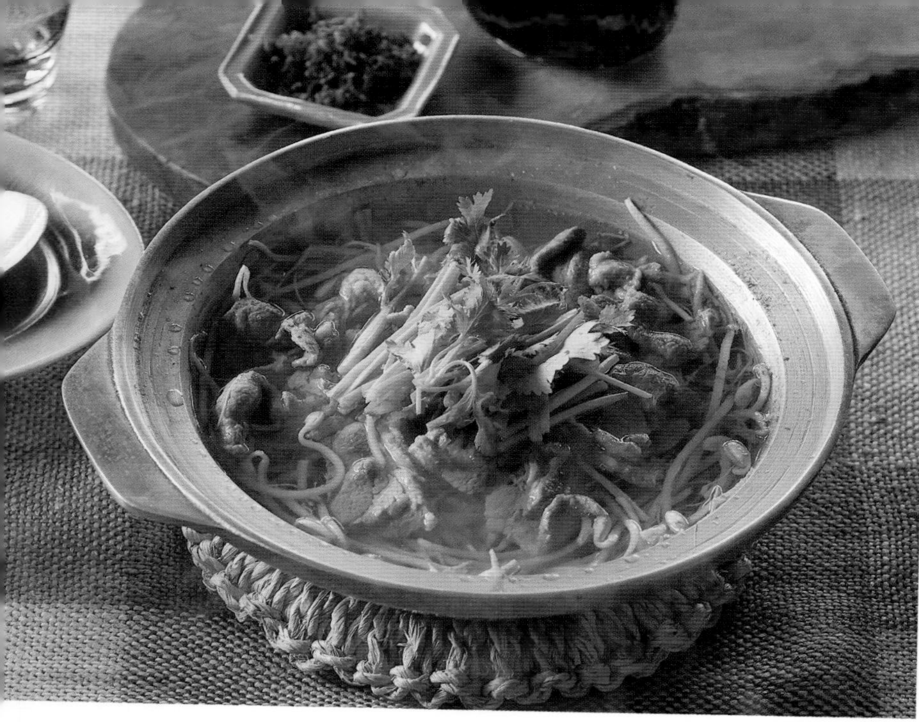

主 菜

陽の気を補う　臓腑を温める

ラムの温活薬膳常夜鍋

材　料（2人分）

ラム薄切り肉……200g
パクチー（青ネギでも可）……1束
豆モヤシ……1袋
カツオだし……500ml
酒……100ml
塩……小さじ1
ぽん酢しょうゆ……適量
好みの薬味……適宜

つくり方

1 ラムは食べやすい大きさに切る。パクチーは10cmくらいの長さにざっくり切る。

2 鍋にモヤシを敷き詰め、ラムを広げてのせる。酒を注いで火にかけ、沸騰したらカツオだしと塩を加えて蓋をし、火が通るまで煮る。途中であくを取る。

3 ぽん酢しょうゆとお好みの薬味を添える。（ユズコショウ、レモングラスペースト、ラー油などなんでもよい）

薬膳効果

【ラム（羊肉）】 陽の気を補う。体を強く温める。強い冷えを感じる時に。腹部の冷えによる痛みに。体力低下による足腰の衰えに。母乳不足に。

【モヤシ】 水の流れを整える。むくみをとる。胃腸を整える。口内炎にも。

【パクチー】 風邪予防。気を巡らせる。発散解毒作用。食べ過ぎによる消化不要や胃痛に。腹部膨満感に。

つくり方動画

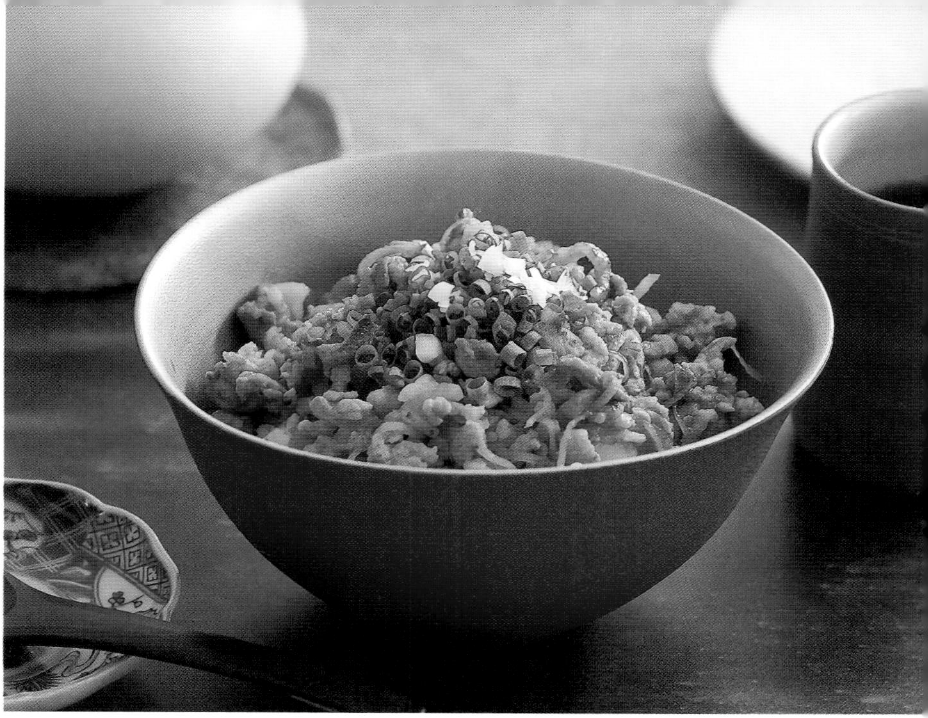

主食

気を補う　潤いを補う　臓腑を温める

豚肉とショウガのそぼろ丼

材　料（つくりやすい量）

豚こま切れ肉……200g
ショウガ……20g
ゴマ油……適量
砂糖・みりん・しょうゆ……各大さじ1
酒・水……各大さじ3
ごはん……適量
青ネギ……適量

つくり方

1 豚肉は粗みじん切りに、ショウガは細かい千切りにする。

2 フライパンにゴマ油を入れて熱し、ショウガと豚肉を入れて強めの中火で炒める。大体火が通ったら、砂糖・みりん・酒・しょうゆ・水を入れて汁気がなくなるまで煮詰める。

3 ごはんにのせて青ネギを散らしていただく。卵かけごはんにのせてもおいしい。

薬膳効果

【豚肉】気を補う。陰を補う。血を補う。ビタミンB_1が多く含まれ疲労回復によい。貧血予防に。潤い不足の便秘に。

【ショウガ】風邪予防。胃の冷えによる痛みに。食欲不振に。吐き気がある時に。

つくり方動画

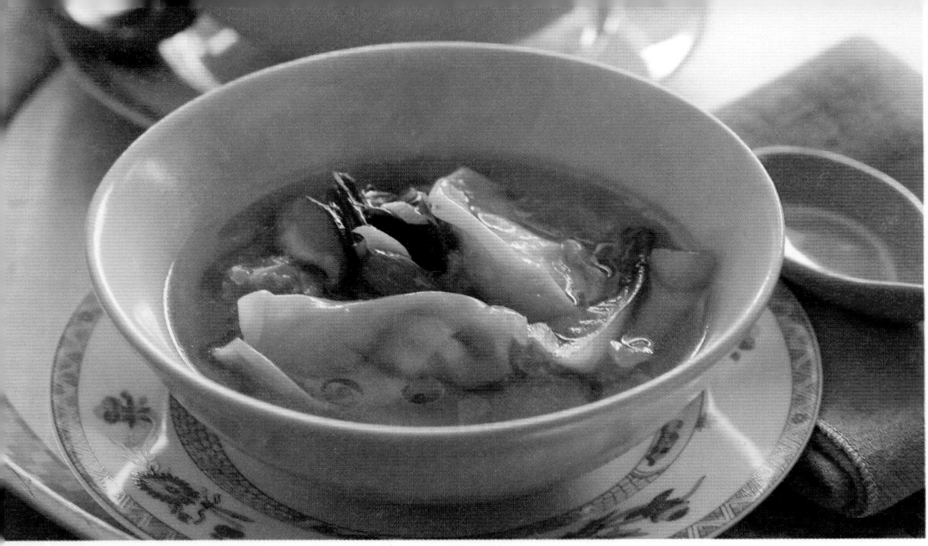

副菜

気を補う　潤いを補う

包まないワンタンスープ

材料（2人分）

A　豚ひき肉……100g
　おろしショウガ……10g
　酒・しょうゆ……各小さじ2
　かたくり粉……大さじ2

長ネギ……30g

チンゲンサイ……1/2株

シイタケ……2個

ショウガの千切り……10g

B　水……400ml
　中華スープのもと……小さじ1
　しょうゆ……小さじ1

ワンタンの皮……適量

塩・ゴマ油……適量

コショウ……少々

つくり方

1. 長ネギは粗みじん切り、チンゲンサイは3㎝くらいのざく切りにし軸と葉に分けておく。シイタケは薄切りにする。
2. ボウルにAと1でみじん切りにした長ネギを入れて練り、手で握って2×3㎝くらいの団子にする。
3. 鍋にBを入れて煮立て、2の団子を入れ、チンゲンサイの軸の部分・シイタケ・千切りショウガも入れ火を通し、あくが出たら取る。
4. チンゲンサイの葉を入れ、ワンタンの皮を重ならないように入れて火を通す。味を見て足りないようなら塩を足し、風味づけにゴマ油、コショウを振る。

薬膳効果

【豚肉】気を補う。陰を補う。血を補う。ビタミンB_1が多く含まれ疲労回復によい。貧血予防に。潤い不足の便秘に。

【長ネギ】風邪予防。発汗作用により悪寒を払う。冷えによる腹痛に。食欲不振に。

【シイタケ】気を補う。体力不足や精神的な疲れに。食欲不振に。免疫機能強化作用。

【ショウガ】風邪予防。発汗作用により悪寒を払う。胃の冷えによる体の痛みに。食欲不振に。吐き気がある時に。

【チンゲンサイ】血の巡りを整える。不安感がある時に。

【ワンタンの皮（小麦）】食欲不振に。むくみに。精神不安やイライラを和らげる。

つくり方動画

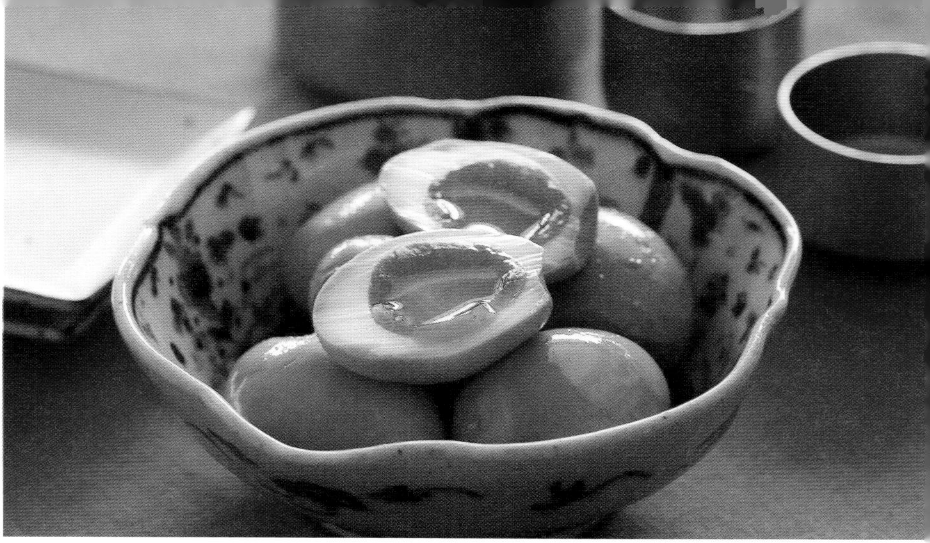

副　菜

気を補う

ピリ辛煮卵

材　　料（つくりやすい量）

卵……6個

調味液

- しょうゆ……大さじ3
- みりん……大さじ2
- 砂糖……大さじ1
- コチュジャン……小さじ1/2

つくり方

1. 冷蔵庫から出したての卵を沸騰した湯の中に入れ、7分ゆでたら冷水に取り、卵の殻をむく。
2. 保存袋に卵と調味液を入れて5～6時間漬ける。
3. 器に煮卵を盛りつける。温野菜を添えてもおいしい。

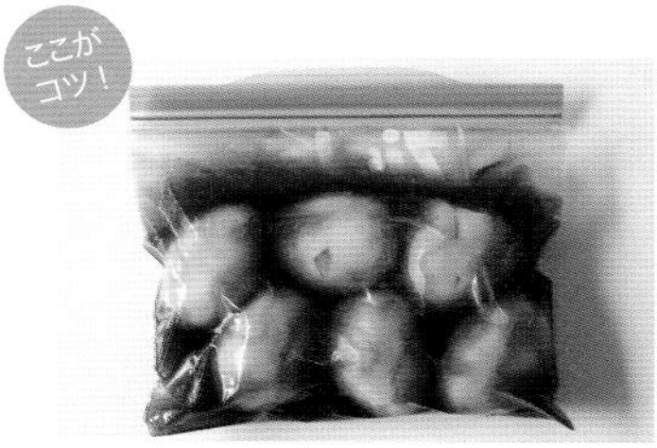

保存袋の空気を抜くと少しの調味液でむらなく漬けることができます

薬膳効果

【卵】潤いを補う。血を補う。空咳や喉の痛みに。不安感や寝つきが悪い時にも。

つくり方動画

冬の薬膳コラム

冬こそスパイスたっぷりの鍋を！

夜、すなわち陰の時間が長くなり大地の生命活動も緩慢になります。人間も自然に逆らわず、冬はエネルギーを発散するよりも体力を蓄え貯蔵する時期と心得ましょう。体を温め陽の気を補うものをしっかり食べるのです。さて、滋養のあるものといえばやはり肉類ですが、同じ肉でも体を温める力には少し差があります。もっとも体が温まるのは羊肉や鹿肉です。次に牛肉、鶏肉。魚介類だとブリ、サケ、マグロ、イワシ、エビなどが体を温めます。

　こうした食材で陽の気を補うのですが、健やかな体というのは実は陽の気ばかりでは整いません。陰陽のバランスが大事です。冬でも陰の気もバランス良く補う必要があります。肉なら豚肉、魚介類なら牡蠣、ほたて、イカ、すっぽんなどです。そのほか卵や豆腐、チーズやヨーグルトなども陰を補います。が、陰を補うものは体を冷やすものも多いので温かい料理にするのが肝心です。

そこでオススメなのは、なんといっても鍋。塩分控えめの味つけにして、滋養が溶け出した出汁やスープも飲み干しましょう。八角やクローブ、シナモン、フェンネル、カルダモン、クミン、サフランなど、辛くないのに体をよく温める香辛料を使います。生姜は生のままではなく火を通した方が体が温まります。刻んだ生姜を油で炒めたものをスープや炒め物、煮込み料理などに入れて使うと、辛味もマイルドになりたっぷりと食べられますよ。

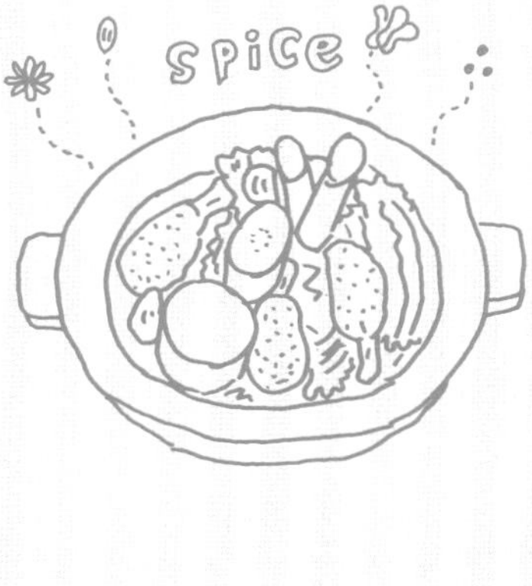

■温活薬膳食材リスト

気を補う

- 豚肉
- 牛肉
- 鶏肉
- ウナギ
- ドジョウ
- サバ
- スズキ
- カツオ
- マグロ
- イワシ
- タラ
- ヤマイモ
- シイタケ
- キャベツ
- カリフラワー
- ブロッコリー
- カボチャ
- ジャガイモ
- サツマイモ
- もち米
- はちみつ
- ローヤルゼリー
- クリ
- ナツメ
- モモ

臓腑を温める

- ニラ
- ピーマン
- トウガラシ
- サケ
- アジ
- マス
- シナモン
- クローブ
- フェンネル
- 黒砂糖
- ショウガ
- サンショウ
- ニンニク
- 八角
- コショウ
- 唐辛子

血を補う

- 豚肉
- 牛肉
- ニンジン
- ホウレンソウ
- ピーナッツ
- イカ
- タコ
- 赤貝
- レバー
- ライチ
- ブドウ

- からし
- ナツメグ
- マツの実

陽を補う

体を温めるための
生命力

- クルミ
- エビ
- ナマコ
- イワナ
- 羊
- 鹿

陰を補う

体を潤すための
生命力

- 豚肉
- 卵
- 牛乳
- チーズ
- 豆腐
- カキ
- アワビ
- ホタテ
- スッポン
- クコ
- ゴマ
- マツの実
- ムール貝

血の巡り

- 酢
- ヨモギ
- ウコン
- ターメリック
- ベニバナ
- サフラン
- キクラゲ
- チンゲンサイ
- レンコン
- ナス
- 酒

気の巡り

- タマネギ
- ラッキョウ
- ミカン
- ユズ
- オレンジ
- レモン
- キンカン
- ミント
- ジャスミン
- 蕎麦
- エンドウ豆

そのほか温性の食材

- シソ
- パクチー
- ネギ
- ミョウガ
- ミツバ
- ウド
- コマツナ
- アスパラガス
- ニンニクの芽
- シシトウ
- ピーマン
- パプリカ
- サクランボ
- ザクロ
- マスタード

おわりに

「未病」という言葉をご存じでしょうか。検査の数値などには異常がなく、西洋医学的には病気とは言えないけれども、本人としては体調に不安がある状態。「冷え性」はその典型ですが、そのほかにも「よく眠れない」「食欲不振や消化不良」「イライラや不安感がある」「熱はないけれど熱感がある」「お通じの調子が今ひとつ」「肩こりがひどい」などなど。

こうした状態は生活の質を下げるだけでなく、やがては何らかの病に発展する可能性もあります。そんな「未病」の段階で体調を整えるという概念が東洋医学にはあるのです。

長寿社会になればこそ、誰しもがいつか必ず何らかの病になる。その前に少しでも体調を整えて病にならぬように。あるいは病になっても闘病のための体力を蓄えておけるように。そして治療が終わったならば速やかに体力を回復できるように。あるいは持病があってもうまくコントロールしながら病と共生できるように。西洋医学の医療が進んだ時代だからこそ、その恩恵をしっかりと享受するためにも日頃の養生が大切な時代になったと思います。

こうした「未病」には、冷えが原因のこともあれば結果としての冷えだったりと、「冷え」が潜んでいることが多いように思います。毎日の食事のたびに「気の流れ、血の流れ、水の流れは順調か。体は充分に温かいか」と自身の体と対話する習慣を身につけると、次第に体の声が聞こえてくるようになります。そうすると自然と「体に無理のない、バランスのよい食べ方」ができるようになりますよ。

楽しくおいしく味わって食べた温活薬膳の一口一口が、皆さんの健やかな体づくりにつながりますようにお祈りしています。

麻木久仁子　あさぎくにこ

1962年11月12日、東京都生まれ、学習院大学法学部中退。知性派タレントとしてクイズバラエティ番組を中心に出演する他、司会、コメンテーターとしても活躍。2010年に 脳梗塞 、2012年に初期の乳がんが見つかったことから、検診の大切さや自身の体験を、講演会や情報番組などで伝えている。そんな経験から食事を見直し、中でも「薬膳」に興味を持つ。 その後、国際薬膳師、国際中医師の資格を取得。2020 年には温活指導士の資格 、2021年には登録販売者の資格も取得。タレント業の傍ら、食を通して「体を温め、免疫力を高める」という考えや食事などを多方面で提案している。著書に『おひとりさま薬膳』（光文社）など。

＊参考文献
『薬膳素材辞典　健康に役立つ食薬の知識』（辰巳洋／源草社）　『実用中医薬膳学』（辰巳洋／東洋学術出版社）
『薬膳食典　食物性味表』（日本中医食養学会）

【初出】
本書は毎日新聞社「毎日新聞ホームカレンダー（2022年7月～2024年6月）」に新たに加筆し、再構成しました。

【ホームカレンダー】
・企画／制作　毎日新聞社 カスタマーリレーション本部／サンルクス株式会社
・撮影　伊藤高明
・スタイリング　久保田朋子
・動画制作　（社）日本温活協会

【書籍】
・企画／編集　毎日新聞出版／サンルクス株式会社
・アートディレクション　鈴木早由美（サンルクス株式会社）
・制作　サンルクス株式会社

パパッと元気《げんき》　おいしい！かんたん!!
温活薬膳《おんかつやくぜん》レシピ

印　刷　2024年7月20日
発　行　2024年7月30日

著　者　麻木久仁子《あさぎくにこ》

発行人　山本修司
発行所　毎日新聞出版
〒102-0074
東京都千代田区九段南1-6-17 千代田会館5階
営業本部：03（6265）6941
図書編集部：03（6265）6745

印刷・製本　光邦

ISBN978-4-620-32811-9